餐桌上的中藥

冬蟲夏草

司徒翠薇 編著・區靖彤博士 審訂

萬里機構・得利書局出版

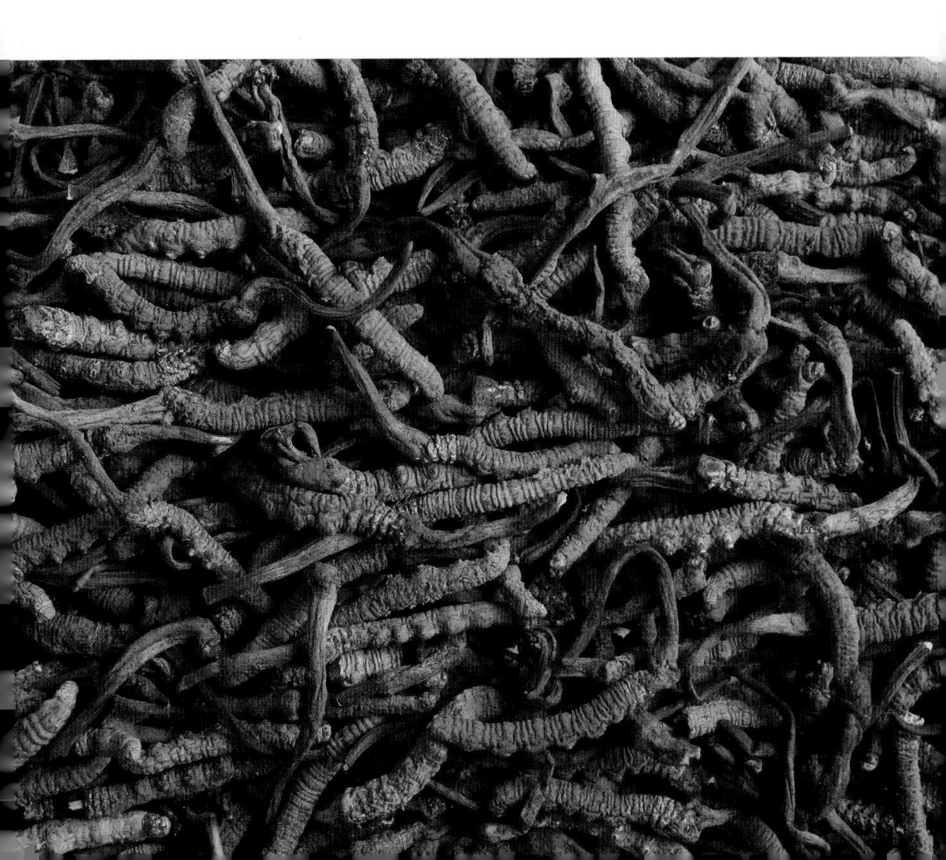

特別鳴謝：康寧中醫理療提供本書部分藥材

餐桌上的中藥

冬蟲夏草

編者
司徒翠薇

審訂
區靖彤博士

策劃
謝妙華

責任編輯
余紅霞

攝影
Fanny

烹飪製作
梁綺玲

封面設計
任霜兒

版面設計
劉紅萍

出版者
萬里機構・得利書局
香港鰂魚涌英皇道1065號東達中心1305室
電話：2564 7511　　傳真：2565 5539
網址：http://www.wanlibk.com

發行者
香港聯合書刊物流有限公司
香港新界大埔汀麗路36號中華商務印刷大廈3字樓
電話：2150 2100　　傳真：2407 3062
電郵：info@suplogistics.com.hk

承印者
中華商務彩色印刷有限公司

出版日期
二〇一一年二月第一次印刷
二〇一一年四月第三次印刷

ISBN 978-962-14-4507-0

享傳奇食材　做健康達人

「藥補不如食補」——食補是歷史悠久的養生觀念，而且是很講究的一門學問。所謂藥食同源，只要能選對食材，不但可以汲取豐富的營養，更能防病抗病；改變不良的飲食習慣，對不少慢性病患者也有裨益。

日常最為天然的中藥，也可以是美味的食材。如果能從自然食材的配搭中找到保健的方法，豈不是平凡生活中的一大樂事？

在物流發達的今天，人們已經可以非常方便地購買到來自世界各地的食材，豐富多元，餐桌上無國界的現象越來越普遍。面對種類多樣、數量龐大的食材，該如何進行選擇呢？

「餐桌上的中藥」系列搜羅當下保健功效顯著、味道佳，且餐桌使用頻率較高的中藥：杞子、百合、淮山、蓮子、桂圓、紅棗、黃芪等，分別編撰成冊，提供給讀者最實用的保健功效常識，推介鑑別真偽優劣的方法、應用、保存和食用宜忌等，重點介紹100 餘款家庭食用方法。

相信在舉家圍坐餐桌、享受美食的過程中，你已不知不覺成為了健康達人。

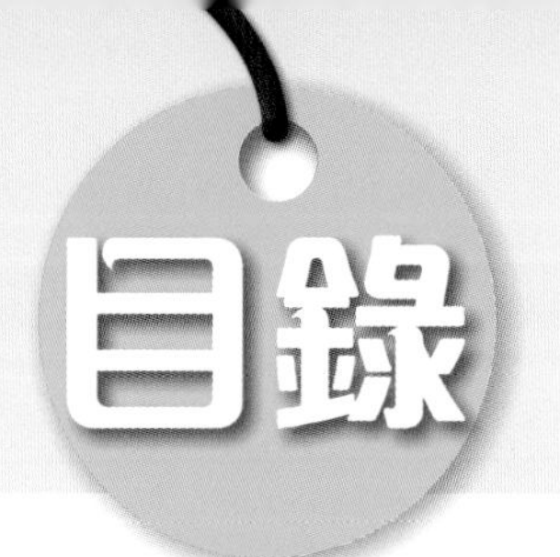
目錄

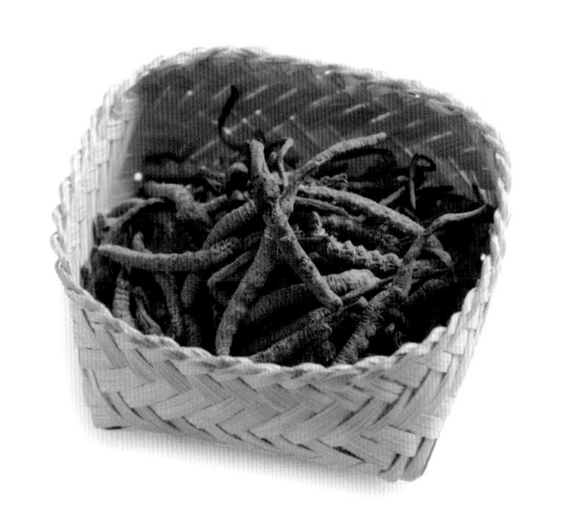

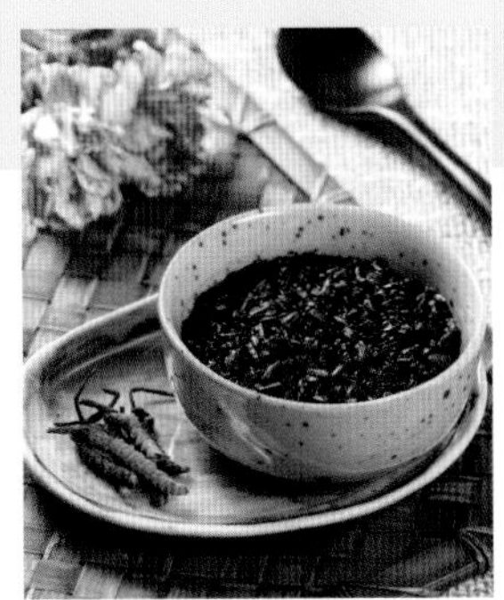
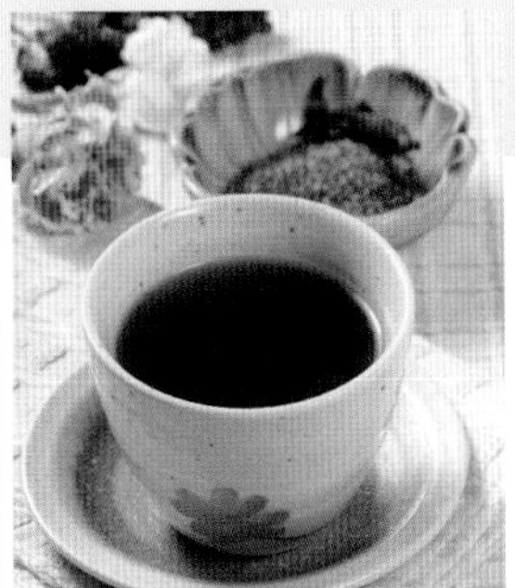
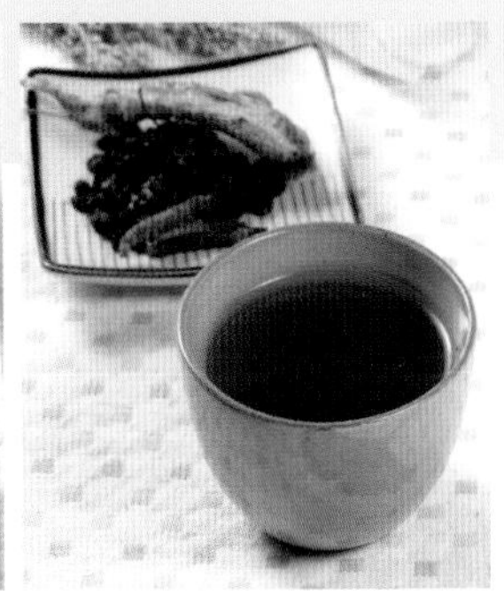

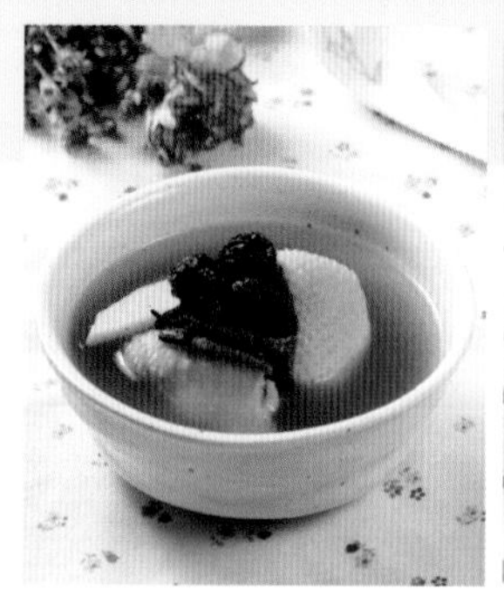
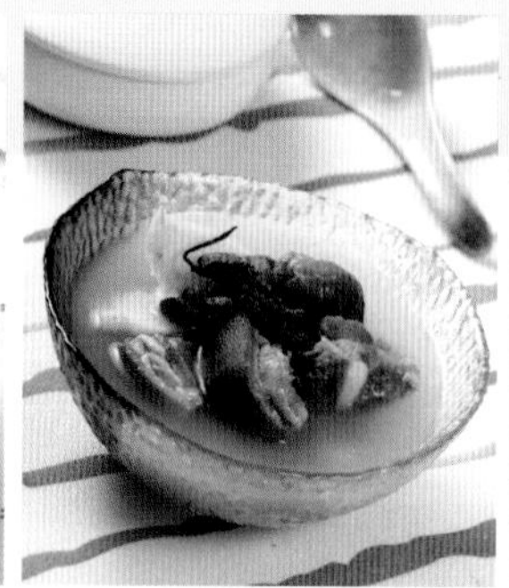
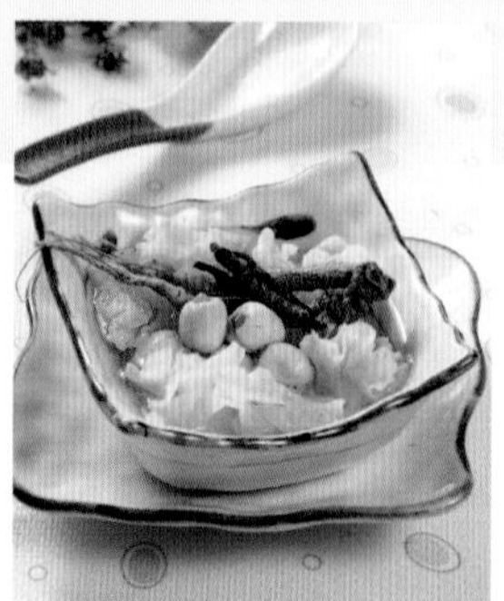

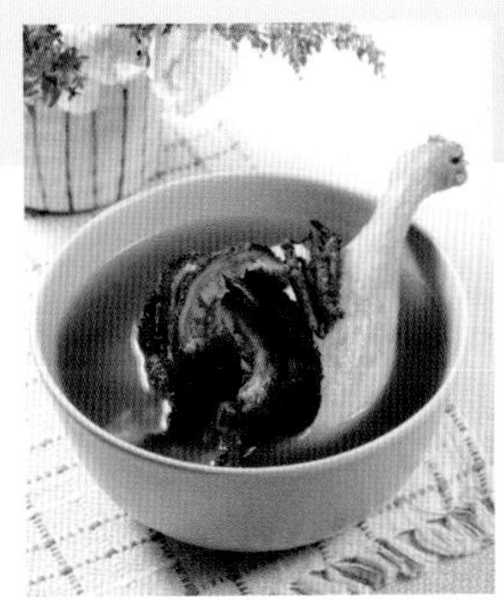
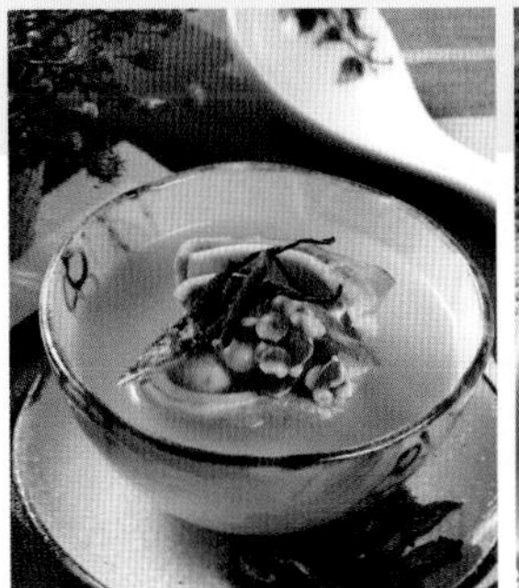
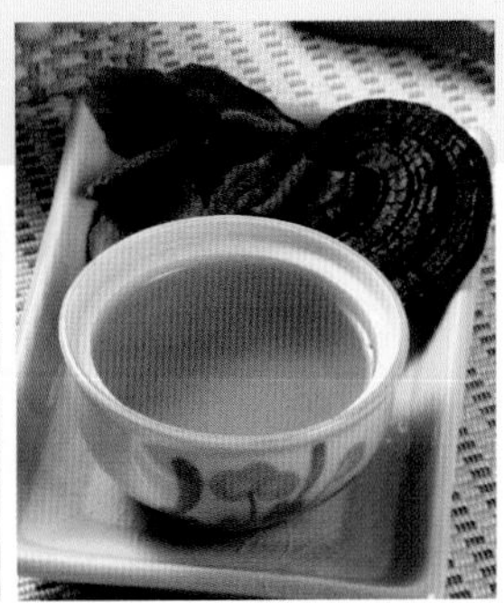

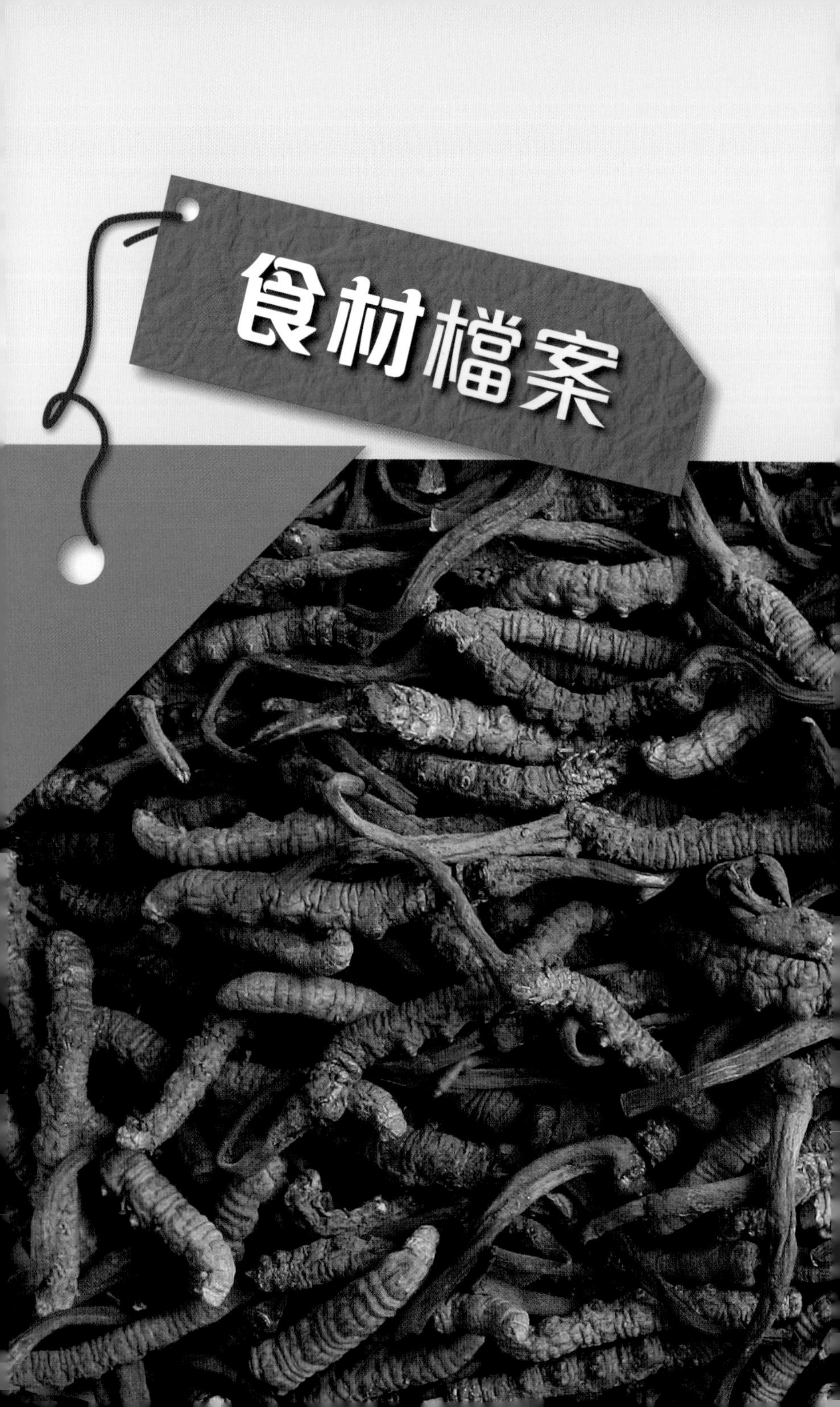
食材檔案

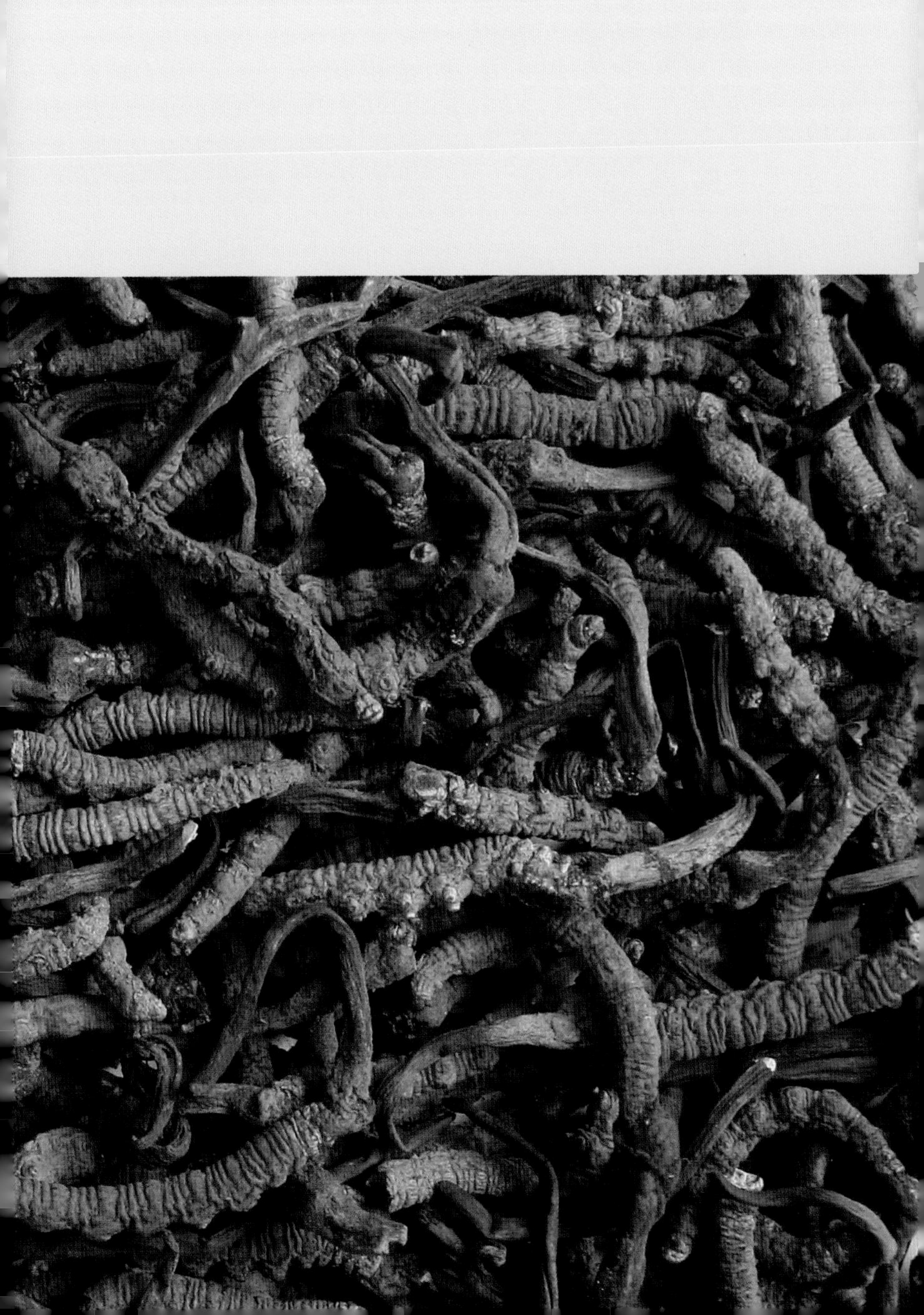

冬蟲夏草

Dōng Chóng Xià Cǎo

Chinese Caterpillar Fungus / *Cordyceps*

別名 蟲草、冬蟲草。

【科目來源】 麥角菌科真菌

【藥用部位】 麥角菌科植物真菌冬夏草菌的子座及其寄主蝙蝠蛾科昆蟲草蝙蝠蛾等幼蟲的複合體，其乾燥品入藥。

【性味歸經】 冬蟲夏草味甘，性平。歸肺、腎經。

【功效分類】 補虛藥，補氣藥。

【功效主治】 益腎壯陽，補肺平喘，止血化痰。適用於腎虛腰痛、陽痿遺精、肺虛或肺腎兩虛之久咳虛喘、勞嗽痰血；痛後虛不復、自汗畏寒等。現代臨床還用於腎功能衰竭、性功能低下、冠心病、心律失常、高脂血症、高血壓、鼻炎、乙型肝炎及更年期綜合症等病的治療。

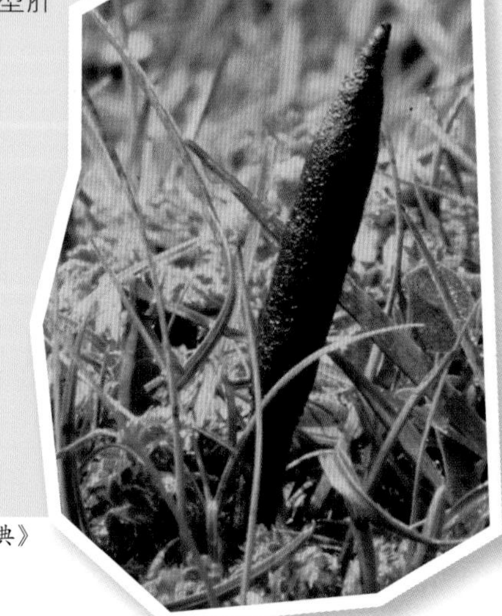

原株植物，圖片摘自《常用中藥材鑑別圖典》

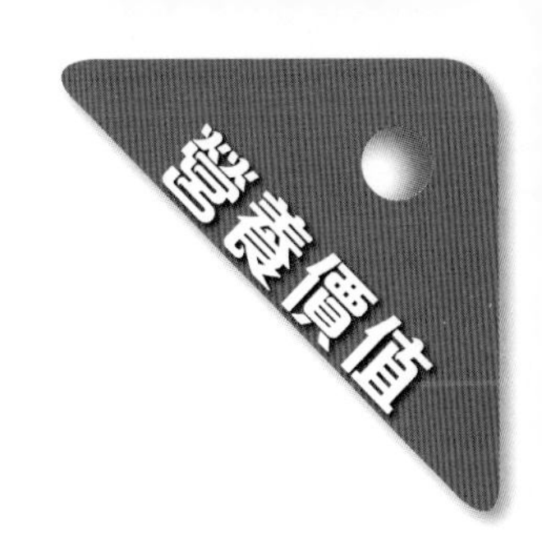

營養成分	含量（每 100 克）
水分	7.37 克
蛋白質	27.42 克
脂肪	8.07 克
粗纖維	40.29 克
灰分	5.88 克
多糖	5.89 克
維他命 C	3.5 毫克
鉀	1.73 克
磷	391 毫克
鎂	175 毫克

冬蟲夏草還含豐富的氨基酸，如天門冬氨基酸、蘇氨酸、絲氨酸、谷氨酸、脯氨酸等。此外，冬蟲夏草還含多種微量元素，如銅、鋅、錳、鉻等。

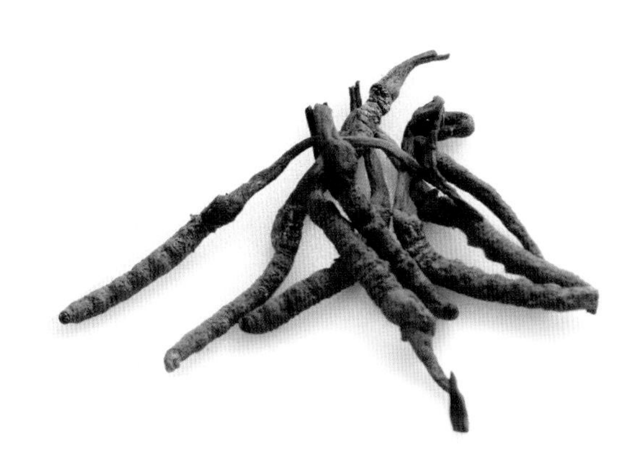

保健功效

冬蟲夏草益腎壯陽，補肺平喘，止血化痰。適用於腎虛腰痛、陽痿遺精、肺虛或肺腎兩虛之久咳虛喘、勞嗽痰血；痛後虛不復、自汗畏寒等。常用於病後和化療後體虛不復、慢性支氣管炎、肝纖維化、失眠及預防、治療多種癌腫。現代臨床還用於腎功能衰竭、性功能低下、冠心病、心律失常、高脂血症、高血壓、鼻炎、乙型肝炎及更年期綜合症等病的治療。

專家說法

增強免疫力

主要應用病後和化療後體虛不復及

冬蟲夏草的體外實驗證明，可激活自然殺傷細胞和巨噬細胞，增強造血因子分泌。冬蟲夏草的動物實驗可使肝癌化療後動物的自然殺傷細胞活性及 IL-2 水平明顯增高，淋巴細胞轉化指數明顯增高。

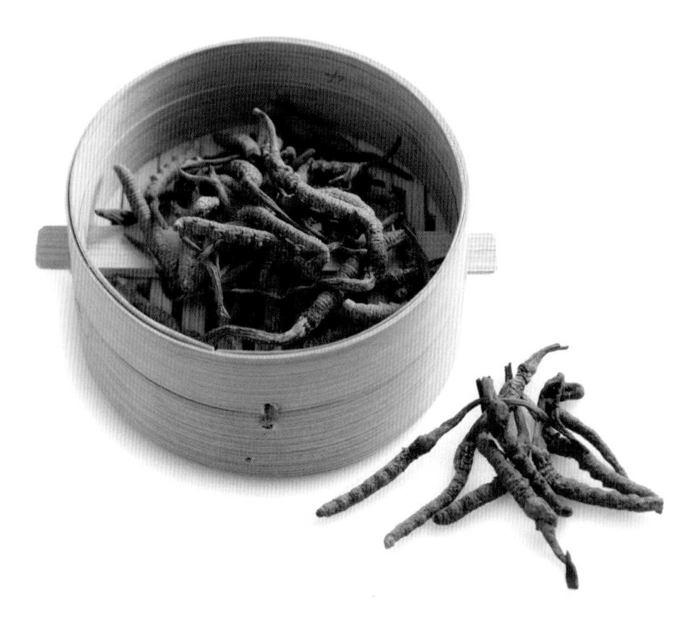

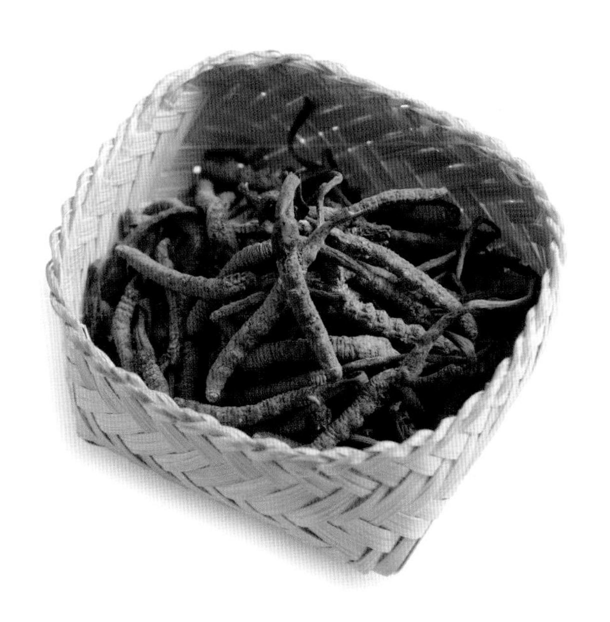

專家說法

影響呼吸系統

主要應用慢性支氣管炎、咳嗽痰喘

冬蟲夏草可通過抑制支氣管肺泡灌洗液中白介素 1β、白介素 6、腫瘤壞死因子 α 及白介素 8 等指標，調節支氣管系統 Th1/Th2 類細胞因子平衡。

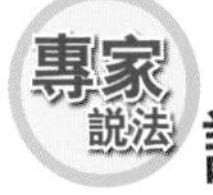

護肝

主要應用肝纖維化

動物實驗證明，冬蟲夏草液口服可減輕 CCl4 誘發的肝損傷，抑制肝的纖維化。此外，蟲草多糖在體外可明顯抑制肝星狀細胞（HSC）的增殖。淮山含有的膽鹼具有抵抗肝臟脂肪浸潤的功用，有助預防脂肪肝。

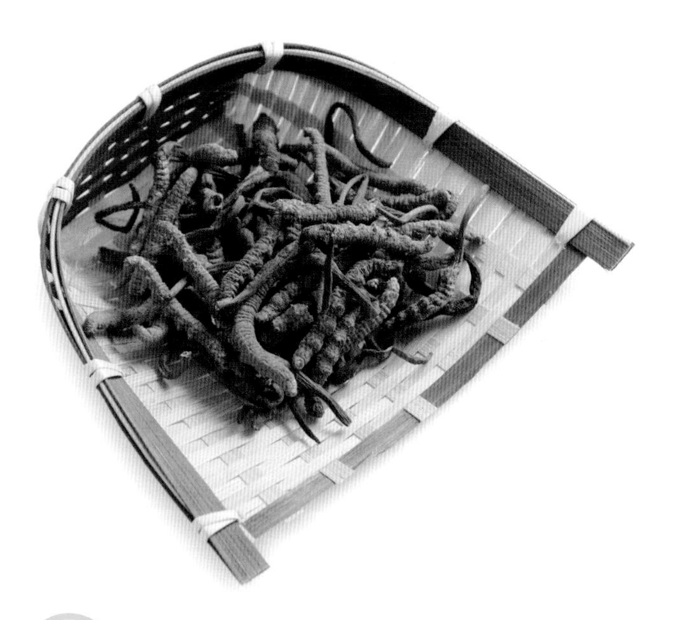

專家說法 抗腫瘤

主要應用預防及治療多種癌腫

動物實驗證明，冬蟲夏草多糖可抑制 B16 黑色素瘤腫瘤生長。冬蟲夏草水提液灌胃，對雌性動物腹水型肝癌皮下移植瘤的生長具有明顯抑制作用，對雄性動物則呈現促進作用。

專家說法 對神經系統的作用

主要應用失眠

在動物實驗中，冬蟲夏草能抑制動物的自發活動，縮短其入睡潛伏期，延長戊巴比妥睡眠持續時間，對中樞神經系統有一定的抑制作用；而且可以對抗煙鹼及戊四唑所致驚厥，使超常體溫明顯下降。

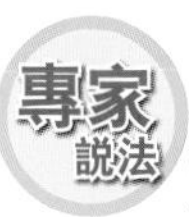

對心血管系統作用

主要應用冠心病、心律失常等

研究發現，給予動物冬蟲夏草非循環式離體心臟灌流，可改善心肌能量代謝，減少缺血再灌注損傷。冬蟲夏草非循環式離體心臟灌流，對阿霉素引起的心肌損傷具有明顯保護作用。

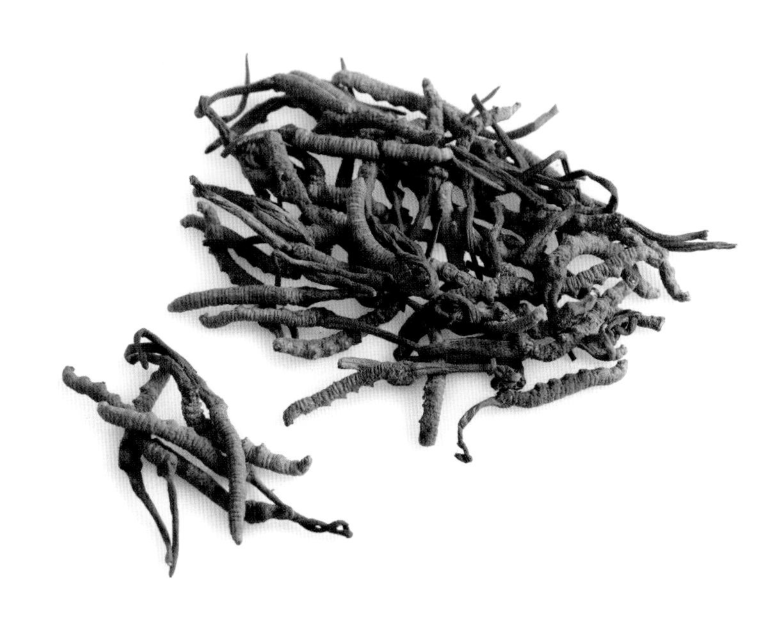

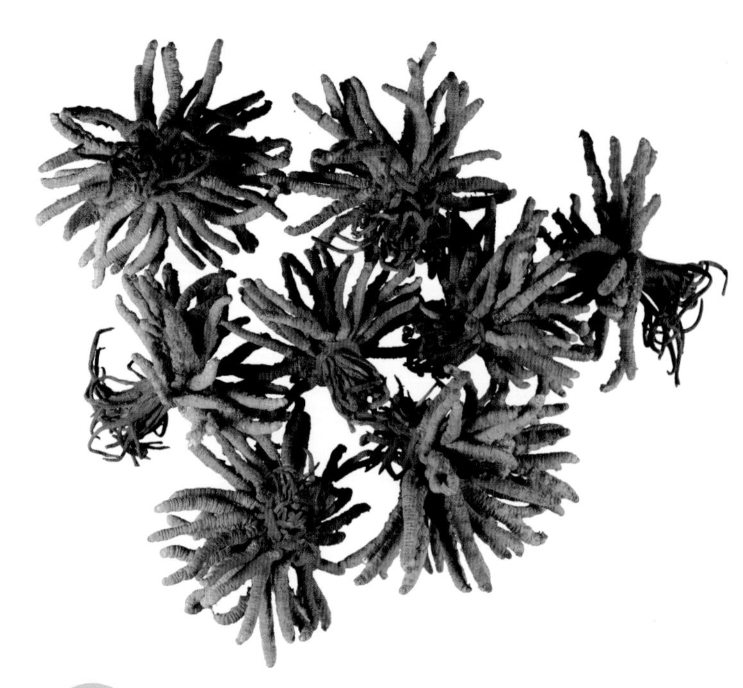

專家說法

抗疲勞和抗壓力

主要應用疲勞過度

實驗證明冬蟲夏草的熱水提取液對減輕因刺激誘發的疲勞和壓力有相當的效用。

抗氧化作用

主要應用美顏養生

冬蟲夏草的水或酒精提取液經六種不同的抗氧化檢試分析，當中包括亞油酸氧化、1,1-diphenyl-2-picrylhydrazyl自由基清除效應、過氧化氫清除效應、羥自由基清除效應、活性氧自由基清除效應和金屬螯合作用，證實擁有不同程度的抗氧化能力。

Q 冬蟲夏草有哪些食用方法？

A 冬蟲夏草可用於燉、做湯和煲粥等烹調方。鹹甜皆宜。冬蟲夏草還可製成粉，配不同的材料成不同的茶品，滋補健體。

Q 冬蟲夏草可以經常食用嗎？

A 冬蟲夏草屬於菌類藥物，類似食用菌，臨床使用安全度很大。經過臨床的長期使用，沒有發現冬蟲夏草有明顯的毒副作用，也沒有發現有與冬蟲夏草有配伍禁忌的藥物和食物。

冬蟲夏草雖藥性平和，但性偏溫，單味長期使用，可出現大便乾結、口乾等表現，年輕者食用時反應會更明顯，所以年輕者宜小劑量使用（每日 1 克）。

Q 如何選購冬蟲夏草？

A 冬蟲夏草是由蟲體和子座（草部）兩部分組成。蟲體外表黃色或黃棕色，長 3-5 厘米，直徑 0.3-0.8 厘米。有環紋 20-30 個，近頭部的環紋較細，頭部紅棕色。足 8 對，中部 4 對較明顯。子座從蟲體的頭部長出，呈長棒狀，表面近黑色，有細縱皺紋，長 4-7 厘米，直徑約 3 毫米，斷面白色。聞起來有一股清香的草菇香氣。以蟲體粗，形態豐滿，外表黃亮，子座短小者為佳。

Q 怎樣分辨冬蟲夏草的真偽？

A 常面上常見的冬蟲夏草偽品為亞香棒蟲草，其外形與冬蟲夏草相似，均具蟲體與草部，其主要區別如下表：

	冬蟲夏草	亞香棒蟲草
蟲體	中間 4 對足清楚	足不清楚
草部	單支 頂端尖	常有分支 頂端膨大

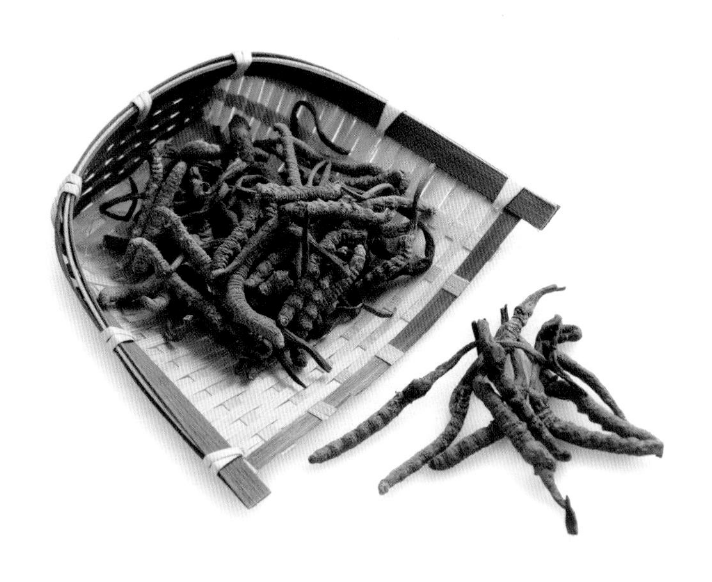

Q 選購冬蟲夏草要注意些什麼？

A 除辨別冬蟲夏草的真偽外，選購時還要注意蟲體或草部有沒有摻入異物增重，常見的增重物有鐵絲、鉛粉等。

Q 如何貯藏冬蟲夏草？

A 冬蟲夏草富含蛋白質與多糖類，特別是夏季，容易霉變、蟲蛀、變色。可將冬蟲夏草與花椒同放在密閉乾燥的玻璃瓶，置冰箱中冷藏，隨用隨取。若發現蟲草受潮後，應立即曝曬。蟲草不宜過久保存。數量較多的蟲草貯藏，多採用除氧保鮮技術，可保存長達 2 年。

Q 冬蟲夏草和蟲草花是什麼關係？

A 二者都為麥角菌科的真菌，冬蟲夏草是由冬蟲夏草菌野生長成的，而蟲草花是蛹蟲草用現代高科技手段栽培而成的子座（草部）。蟲草花和冬蟲夏草區別較大，很好分辨。經實驗表明，蟲草花具有和冬蟲夏草似類的營養成分，可作冬蟲夏草的替代品入饌，使用時份量可以相對地增加。

Q 蟲草花、蟲草菌絲和冬蟲夏草的功效一樣嗎？

A 目前野生冬蟲夏草無法滿足市場需求量的激增，而且野生冬蟲夏草很珍貴，價格也十分昂貴，所以，很多專家學者都關注蟲草花和蟲草菌絲的成分和功效，希望其能作為冬蟲夏草的替代品。實驗證明，蟲草花和蟲草菌絲有部分成分和冬蟲夏草相似，當中含有蟲草酸、蟲草素、蟲草多糖、多種氨基酸等。儘管成分相似，其臨床療效還有待更深入的研究，不能單憑部分相似的成分就判斷其功效等於冬蟲夏草。

Q 每天在什麼時間服用冬蟲夏草的效果最佳？

A 一般在用餐前後 30-60 分鐘服用，效果最好。因為這時胃中分泌的酶最活躍，加之胃的蠕動，用餐前後服食能與食物在胃中緩慢消化，停留在胃腸內的時間相對長些，這樣更有利於營養的吸收。

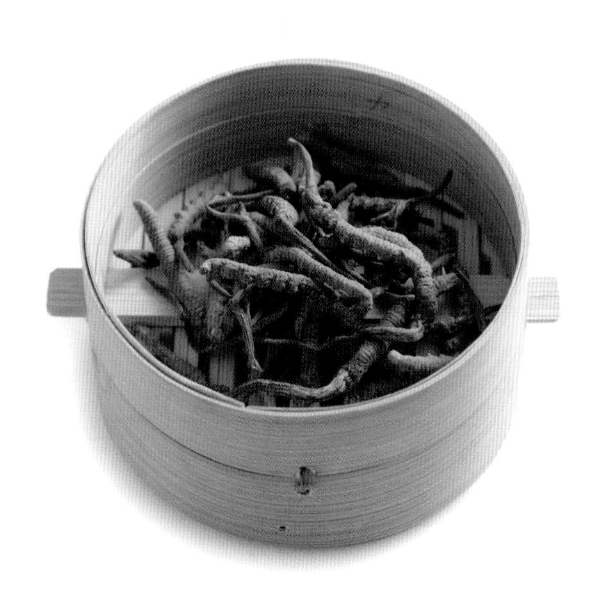

Q 每天服多少冬蟲夏草最適宜？過量服用對身體有害嗎？

A 冬蟲夏草作為保健用途的用量一般每日 3-5 克；若因疾病需治療或調理，每日一般為 5-10 克。無論服用何種食物或藥物，都存在一個量與度的問題，冬蟲夏草也不例外。冬蟲夏草每天用量不超過 50 克，一般不會對身體造成危害。如超劑量服用，人體吸收不了，又造成經濟上的浪費。

Q 什麼人適合食用冬蟲夏草？什麼人不適合？

A 冬蟲夏草入腎肺二經，健康人食用可提高人體的免疫能力，提高臟器功能。還適用於肺腎兩虛、精氣不足、咳嗽氣短、自汗盜汗、腰膝痠軟、陽痿遺精、勞嗽痰血等病症。由於它性平力緩，能平補陰陽，所以也是年老體弱、病後體衰、產後體虛者的調補藥食佳品。 但有感冒者慎用。

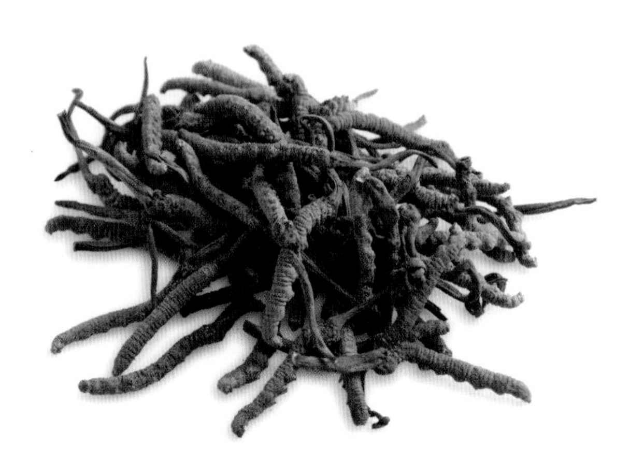

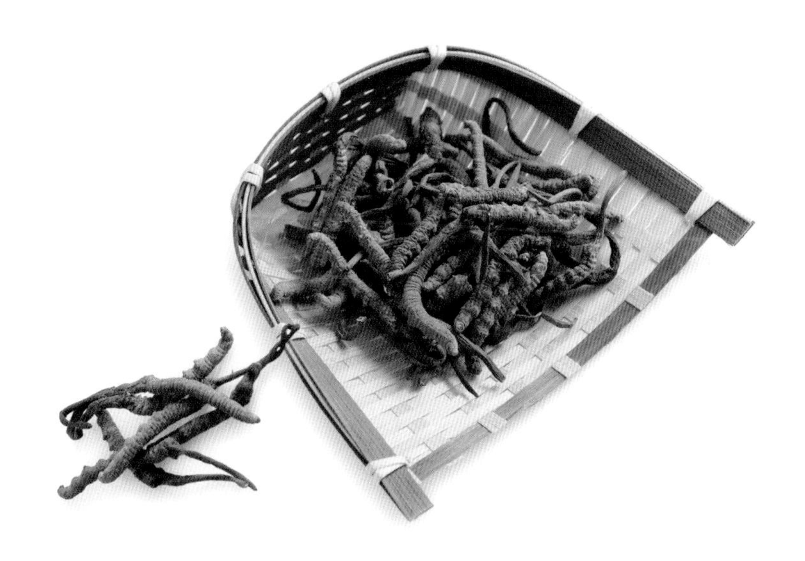

Q 清洗冬蟲夏草時應注意什麼？

A 冬蟲夏草中很多營養成分能溶於水，為了不讓其有效成分流失，最好用凍水清洗。另外，由於冬蟲夏草的價格十分昂貴，有些不法商人會把有一些用竹籤、鐵線等把斷了的冬蟲夏草接合起來，按一定比例地混入商品中，因此，清洗時應注意，如發現，應把異物清除。

Q 長期食用冬蟲夏草，會產生不良反應嗎？會否產生耐藥性？

A 長期食用冬蟲夏草可促進消化、調節人體免疫功能和增強人體對多種疾病的抵抗力，對肺、呼吸道、腎功能不健全的亞健康者尤為合適。冬蟲夏草是真菌（菌菇類）的一種，它的主要成分是蟲草多糖、氨基酸、維他命和微量元素。現時還沒有長期食用冬蟲夏草，會產生不良反應或耐藥性的報導。

餐桌營養菜式

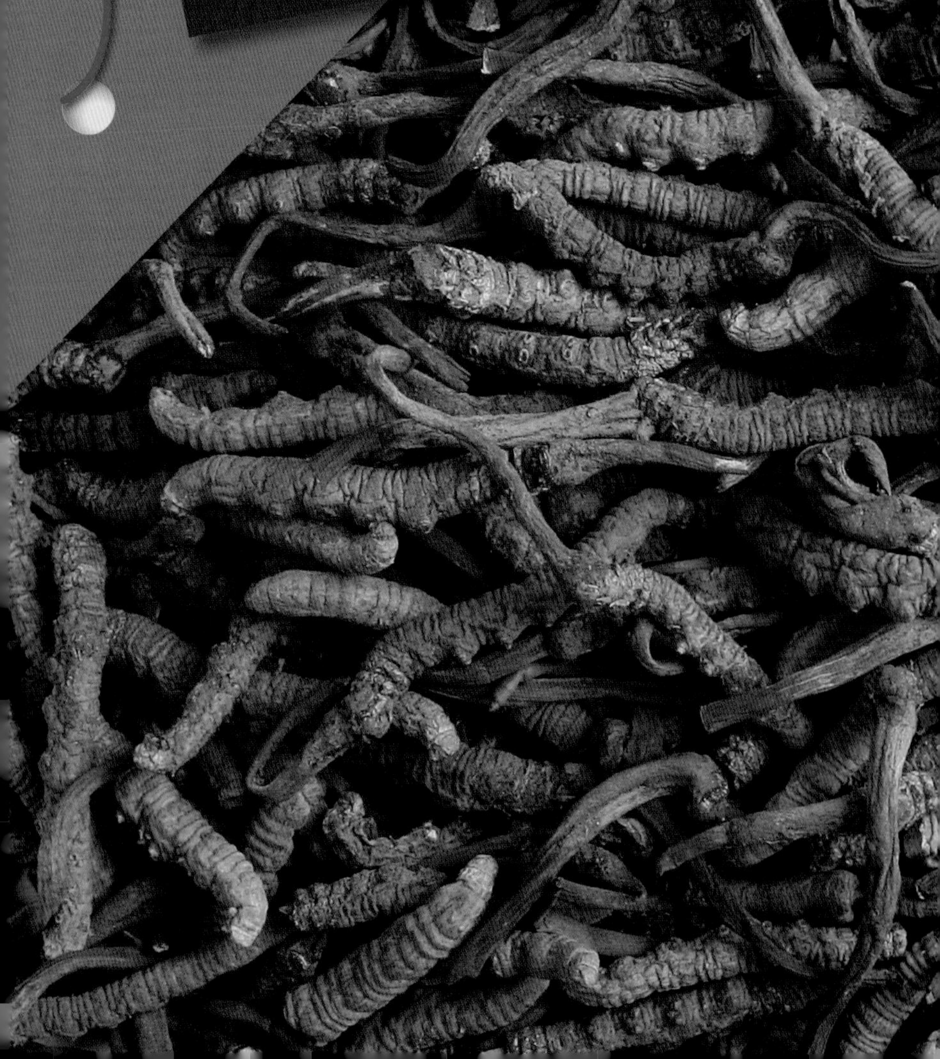

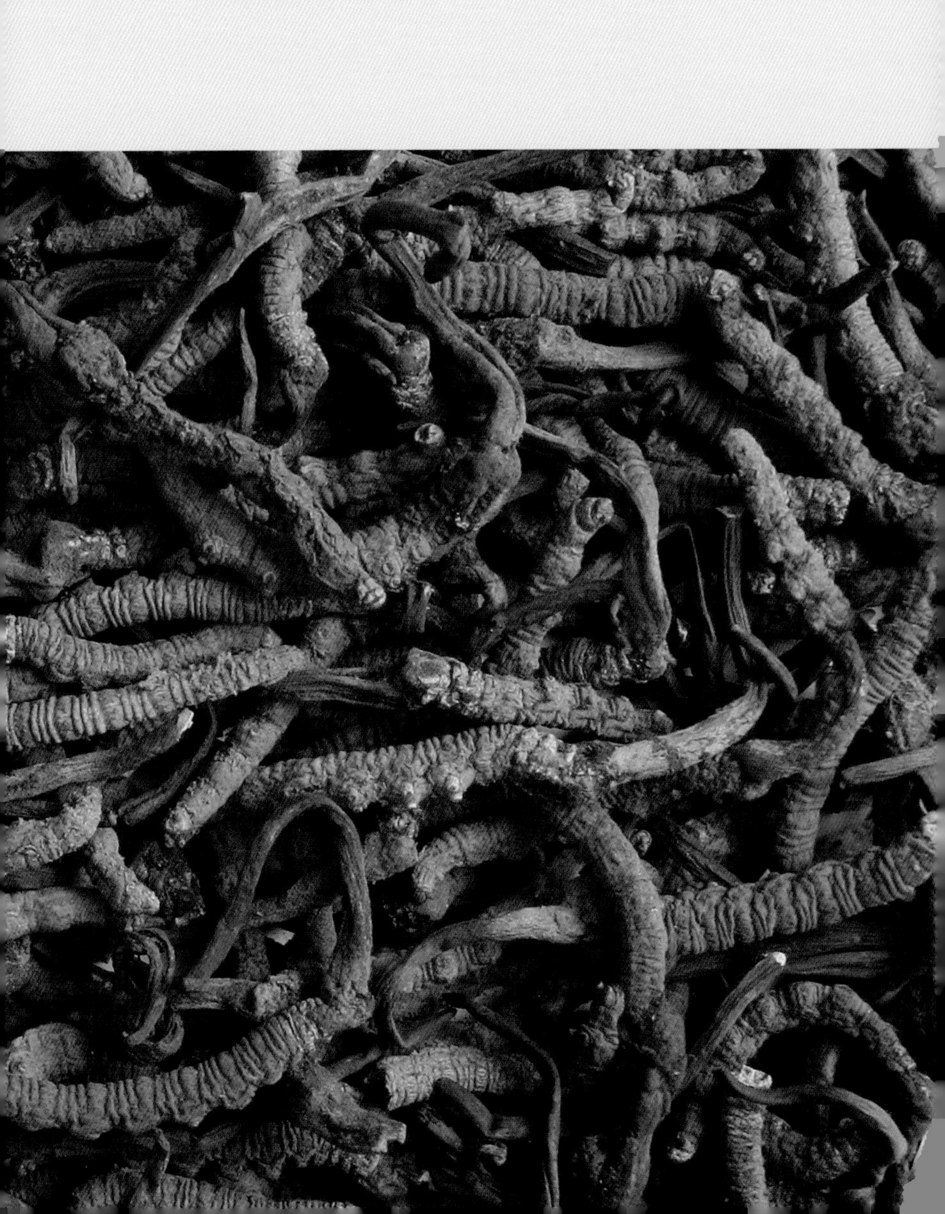

粥品

冬蟲夏草黑糯米粥

用途 鬢髮早白、斑禿、「鬼剃頭」。

材料 黑糯米 100 克，冬蟲夏草 2 克，冰糖 40 克。

做法
1. 冬蟲夏草洗淨，研成粉末；黑糯米洗淨。
2. 鍋中加水 1000 毫升，放入糯米、冰糖，煮至糯米爛時粥成。
3. 加入冬蟲夏草粉拌勻，再煮片刻即可。

食用 佐餐食用，四季皆宜。

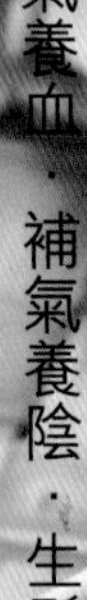

【功效】潤肺補腎．益氣養血．補氣養陰．生髮烏髮

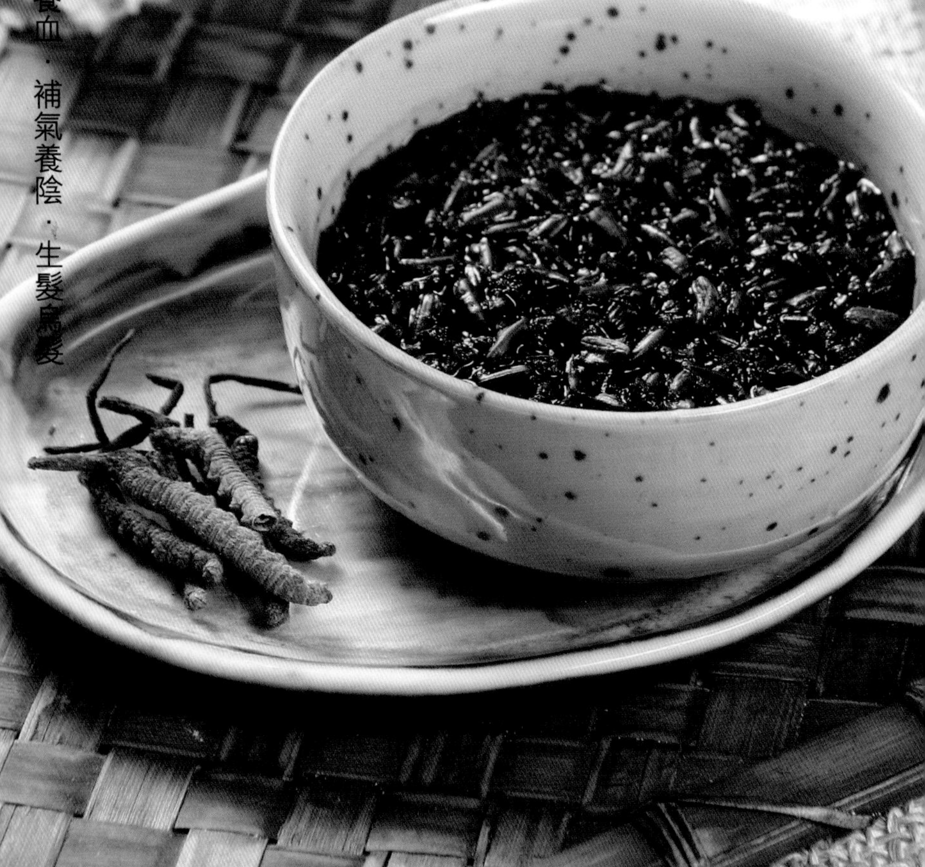

紅棗白芨糯米粥

【功效】潤肺益腎．健脾益氣

用途 肺腎兩虛的久咳、自汗、陽痿、遺精、腰膝疼痛。

材料 糯米 100 克，紅棗 25 克，白芨 10 克，冬蟲夏草 2 克，冰糖適量。

做法
1. 冬蟲夏草與白芨分別洗淨，烘乾，研成粉末；紅棗洗淨，去核。
2. 糯米洗淨，與紅棗、冰糖一起放入鍋中，加入 1000 毫升水，大火煮滾，改小火煮 30 分鐘。
3. 加入冬蟲夏草粉和白芨粉煮約 10 分鐘，即可。

食用 單食或佐餐均可。

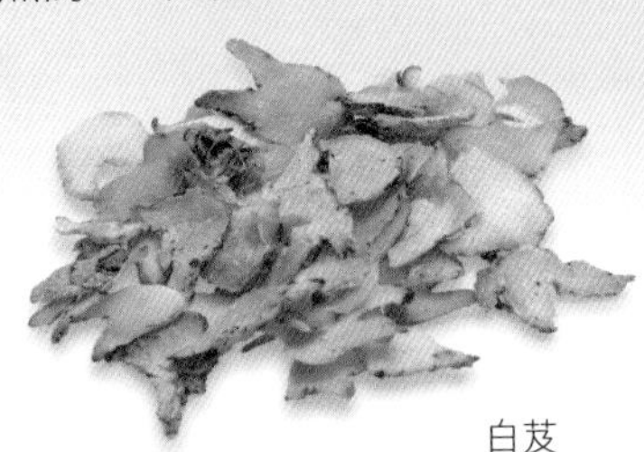
白芨

冬蟲夏草百合粥

【功效】補中益氣．潤肺止咳．養胃生津．清心安神

用途 老年人慢性氣管炎、婦女更年期綜合症。

材料 大米 100 克，百合 20 克（或新鮮百合 40 克），北沙參 10 克，冬蟲夏草 2 克，冰糖 30 克。

做法
1. 冬蟲夏草洗淨；百合洗淨，烘乾，研成粉末（若用新鮮百合，則洗淨）；北沙參洗淨，烘乾，研成粉末。
2. 大米洗淨放鍋中，注入 1000 毫升水，大火煮滾，加入冬蟲夏草，轉小火煮至粥將成。
3. 加入百合粉、北沙參粉和冰糖，繼續煮約 10 分鐘，即可。

食用 單食或佐餐均可，空腹食。

注意事項：脾虛者忌食。

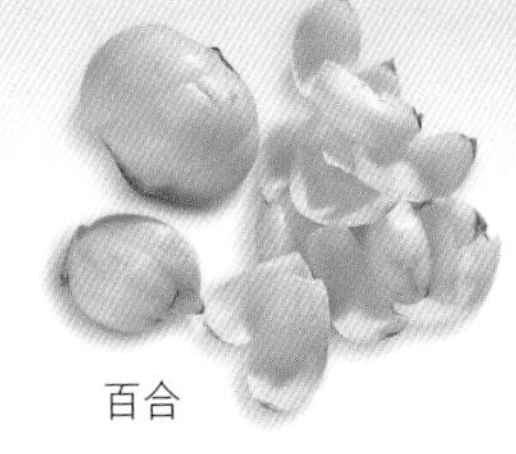
百合

淮山陳皮粥

【功效】補肺腎．健脾胃

用途 腎虛遺精、帶下、小便頻數、脾胃虛弱、不思飲食及因消化不良引起的慢性泄瀉、老年人慢性氣管炎、婦女更年期綜合症。

材料 大米 100 克，淮山 20 克，陳皮 5 克，冬蟲夏草 2 克，鹽適量。

做法
1. 冬蟲夏草、淮山、陳皮洗淨，陳皮浸軟，去瓤，切絲。
2. 大米洗淨放鍋中，注入 1200 毫升水，大火煮滾，加入冬蟲夏草、淮山和陳皮，轉小火煮至粥成。
3. 加鹽調勻即可。

食用 單食或佐餐均可，空腹食。
四季均宜。

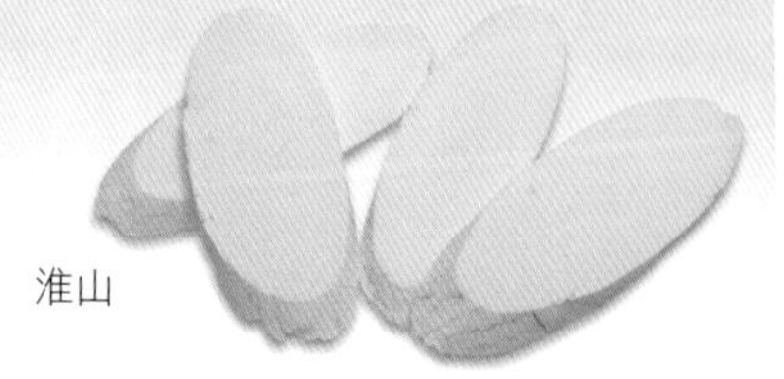
淮山

冬蟲夏草白果芡實粥

【功效】固腎澀精．健脾止瀉．收斂祛濕

用途 慢性腎炎、正氣虛損、蛋白尿久不消退。

材料 糯米 100 克，白果、芡實各 25 克，冬蟲夏草 2 克，白糖 50 克。

做法
1. 冬蟲夏草洗淨；芡實洗淨，烘乾，研碎；白果破外殼，汆水，取出撕去外膜，去芯。
2. 糯米洗淨放鍋中，注入 1200 毫升水，大火煮滾，加入冬蟲夏草、白果和芡實，轉小火煮至粥成。
3. 加白糖拌勻，煮融即可。

食用 單食或佐餐均可。

注意事項：1 次不宜多食。
多食難消化，易傷脾胃。

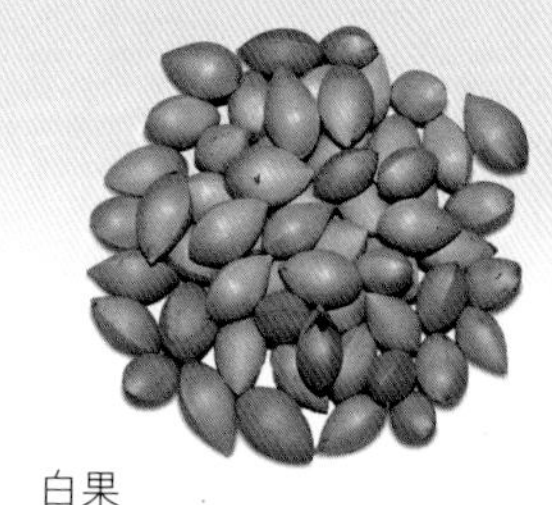
白果

栗子桂圓粥

【功效】補腎益氣．健脾養血．寧心安神

用途 腎虛腰膝痠軟、久病體虛、面色萎黃、失眠多夢、記憶力減退等症。

材料 大米 100 克，栗子 50 克，桂圓肉 25 克，冬蟲夏草 2 克，白糖 30 克。

做法
1. 冬蟲夏草洗淨；栗子去外殼，取肉，切碎；桂圓肉洗淨。
2. 大米洗淨放鍋中，注入 1000 毫升水，加入冬蟲夏草和栗子碎，大火煮滾，轉小火煮至粥成。
3. 加桂圓肉和白糖拌勻，煮 10 分鐘即可。

食用 常吃補益，四季皆宜，尤宜秋季。

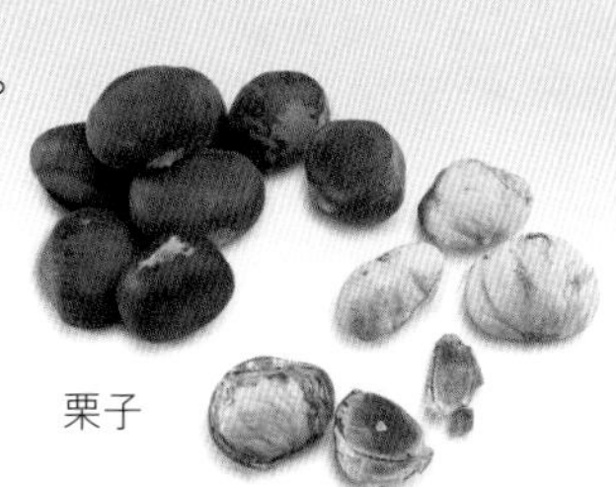
栗子

首烏紅棗粥

【功效】補氣血．益精血．烏鬚髮．抗衰老

用途 病後體弱、鬚髮早白、大便乾燥及高血脂、動脈硬化等症。

材料 大米 100 克，制何首烏 40 克，紅棗 25 克，冬蟲夏草 2 克，冰糖 50 克。

做法
1. 將制何首烏洗淨，放入砂鍋，水煎 2 次：每次 150 毫升水，煎 30 分鐘，2 次合併濃縮至 100 毫升，去渣留汁。
2. 冬蟲夏草洗淨；紅棗洗淨，去核。
3. 大米洗淨放鍋中，注入 1000 毫升水，大火煮滾，轉小火煮至粥成。
4. 加入何首烏汁和冰糖拌勻，煮 10 分鐘即可。

食用 常吃補益，四季皆宜。

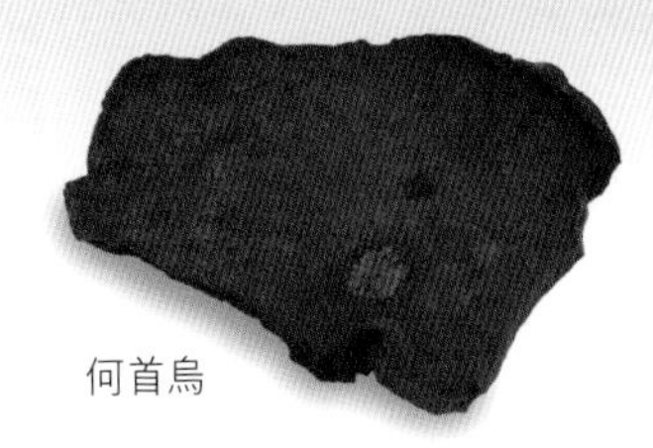
何首烏

紅棗核桃芝麻粥

【功效】補氣血・益肺腎・通血脈・潤肌膚・抗衰老

用途 腰膝痠軟、尿頻、肌膚乾燥、鬚髮早白及老人大便秘結、骨質疏鬆等症。

材料 糯米 100 克，紅棗 25 克，核桃仁、黑芝麻、黃豆、黃芪、淮山各 15 克，冬蟲夏草 2 克，冰糖 50 克。

做法
1. 冬蟲夏草、核桃仁、黑芝麻、黃豆、黃芪、淮山分別洗淨，烘乾，共研成細粉；紅棗洗淨，去核。
2. 糯米洗淨放鍋中，注入 1000 毫升水，大火煮滾，轉小火煮至粥成。
3. 加入研好的粉末和冰糖拌勻，煮 10 分鐘即可。

食用 每周食 2-3 次，可連食 3-4 周。四季皆宜。

注意事項：腹瀉時忌食。

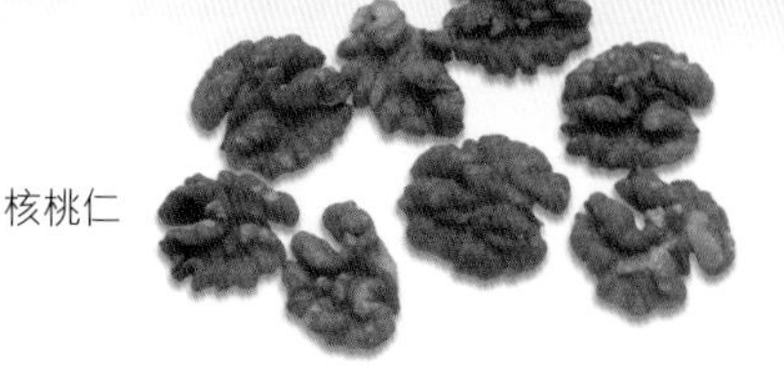
核桃仁

冬蟲夏草黑米粥

【功效】滋陰益腎・補氣活血

用途 貧血、頭暈目眩、未老先衰、鬚髮早白、肌膚乾燥等症。

材料 黑米 100 克，核桃仁、花生仁各 25 克，白果、蓮子各 20 克，紅棗 15 克，雪耳 5 克，冬蟲夏草 2 克，紅糖 100 克。

做法
1. 冬蟲夏草、蓮子、花生仁洗淨；白果破外殼，汆水，撕去外膜，去芯；核桃仁溫水浸泡，去外膜；紅棗洗淨，去核；雪耳洗淨，浸發，去蒂，撕成小朵。
2. 紅糖加 300 毫升水煮融，過濾，取糖水約 200 毫升。
3. 黑米洗淨放鍋中，注入 1000 毫升水，大火煮滾，下白果、蓮子、核桃仁、花生仁、紅棗和冬蟲夏草，轉小火煮至粥將成。
4. 加入雪耳，繼續用小火煮至粥成，加糖水拌勻，煮 10 分鐘即可。

食用 每周食2-3次，可連食3-4周。四季皆宜，尤以秋、冬兩季。

冬蟲夏草洋參粥

【功效】滋陰益氣·生津止渴

用途 氣陰不足引起的煩躁、口乾、氣短、乏力等症。

材料 大米150克，麥冬、淡竹葉各6克，花旗參片3克，冬蟲夏草2克，鹽、麻油各適量。

做法
1. 冬蟲夏草洗淨；花旗參潤軟。
2. 麥冬、淡竹葉洗淨，放入鍋中，注入300毫升水，用中火煎30分鐘，過濾，取汁。
3. 大米洗淨放鍋中，注入煎汁和1000毫升水，大火煮滾，再下冬蟲夏草和花旗參，轉小火煮至粥成。
4. 加鹽調味，淋麻油，即可。

食用 單食或佐餐均可，空腹食。四季皆宜，尤以秋、冬、春三季。

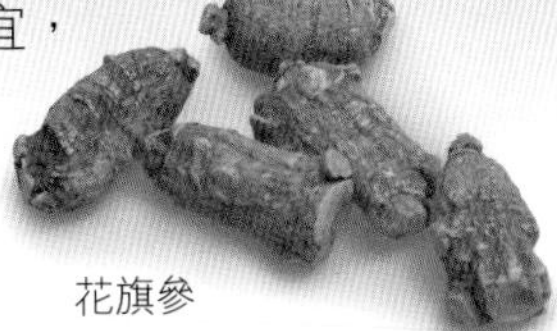
花旗參

冬蟲夏草燕窩粥

【功效】潤肺補腎·養陰益胃·補氣止汗

用途 體虛自汗、盜汗、虛喘癆咳、咯血、病後久虛不復等症。

材料 小米100克，燕窩3克，冬蟲夏草2克，冰糖25克。

做法
1. 冬蟲夏草洗淨；燕窩泡發，去雜質，洗淨，切碎；冰糖打碎。
2. 小米洗淨放鍋中，注入適量水，下冬蟲夏草和燕窩，大火煮滾，轉小火煮至粥成。
3. 加入冰糖，略煮，即可食用。

食用 單食或佐餐均可，空腹食。宜在一天內食完。四季皆宜，尤以春、秋二季。

百藥之王

冬蟲夏草、鹿茸、人參同被譽為中國三大名貴滋補中藥，有「百藥之王」的美稱，醫家稱為「諸虛百損至為上品」。中國古代70多部中藥文獻將冬蟲夏草的功效歸納為：能陰陽並補、嗽膈症、諸虛百損；功用與人參、鹿茸同，但藥性溫和，老少病弱者皆宜食用。

冬蟲夏草茯苓粥

【功效】健脾和中·安神益智·補虛扶正·防癌抗癌

用途 心悸氣短，倦怠少食、神經衰弱、失眠等症。亦可用於癌症病人體委質虛弱及放、化療期間補養。

材料 大米 150 克，茯苓、冬菇、黃芪、白朮各 10 克，冬蟲夏草 2 克，白糖 25 克。

做法

1. 冬蟲夏草、白茯苓、冬菇、黃芪、白朮均洗淨，焙乾，共研成細末。
2. 大米洗淨放鍋中，加入粉末，再注入 1000 毫升水，大火煮滾，轉小火煮至粥成（約 1½ 小時）。
3. 加入白糖拌勻，煮 10 分鐘即可。

食用 單食或佐餐均可。四季皆宜。

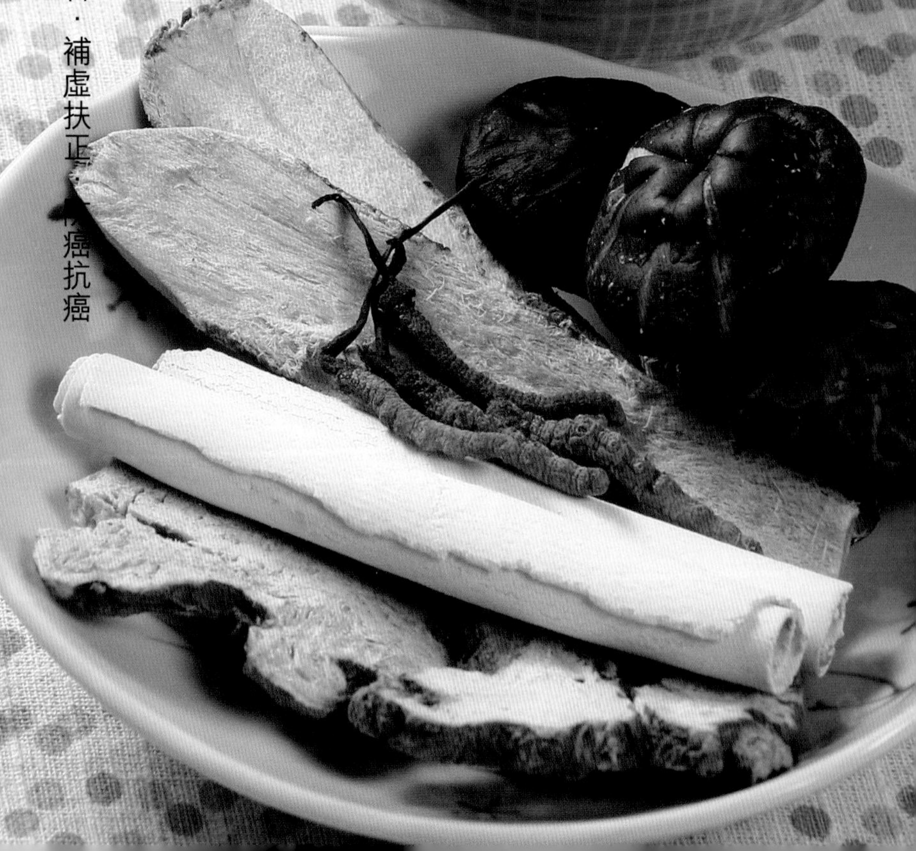

薏苡仁淮山蓮子粥

用途 脾虛之納呆、食滯、四肢困重、慢性肝炎、慢性支氣管炎、慢性肺炎、老人慢性腹瀉。

材料 糯米 50 克，薏苡仁、淮山、蓮子肉各 20 克，芡實、茯苓各 10 克，冬蟲夏草 2 克，白糖 30 克。

做法
1. 冬蟲夏草、薏苡仁、淮山、蓮子肉、芡實、茯苓均洗淨。
2. 糯米洗淨放鍋中，注入 1000 毫升水，再加入上述 6 種材料，大火煮滾，轉小火煮至粥成。
3. 加入白糖拌勻，略煮，即可食用。

食用 四季皆宜。中老年人可常食。

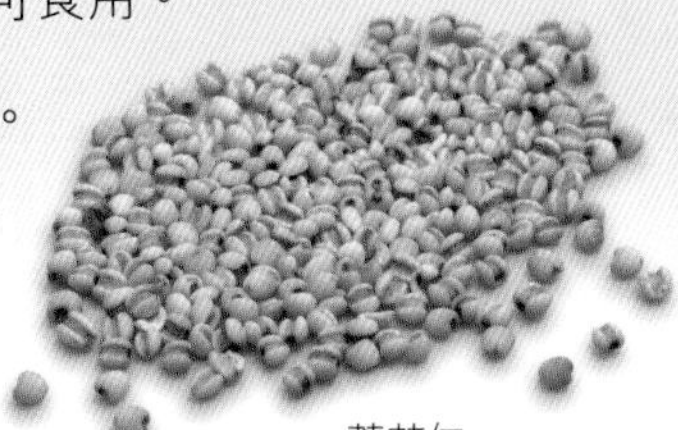

薏苡仁

【功效】養肺益腎．健脾．補血安神．除濕止瀉

冬蟲夏草補虛正氣粥

用途 食少便溏、小便不利、水腫、子宮脱垂、脱肛等，氣虛不足之瘡瘍內陷入，以及肺氣虛之呼吸短促、聲音低弱等。

材料 大米 50 克，炙黃芪、紅棗各 30 克，黨參 20 克（或人參 2-4 克），甘草片 15 克，冬蟲夏草 2 克，白糖 50 克。

做法
1. 炙黃芪、黨參、甘草片均潤透洗淨，放入鍋中，注入 500 毫升水，大火煮滾，轉用小火煎約 1 小時，去渣留汁。
2. 冬蟲夏草洗淨；紅棗洗淨，去核。
3. 大米洗淨放鍋中，注入 1200 毫升水，大火煮滾，加入冬蟲夏草、紅棗和藥汁，大火煮滾，轉小火煮至粥成。
4. 加入白糖拌勻，略煮，即可食用。

食用 四季皆宜。

注意事項：陰虛火旺、感冒初起者忌用。

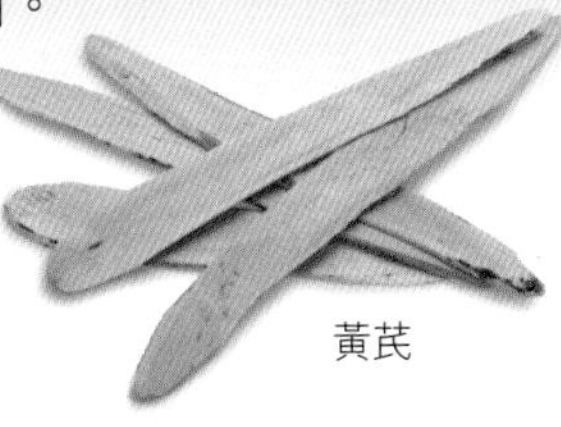

黃芪

【功效】補正氣．療虛損．健脾胃．抗衰老

黨參茯苓黑米粥

【功效】補中益氣・健脾益胃

用途 中氣不足、脾氣虛弱引起的納差、全身疲乏、容易感冒。

材料 黑米 100 克，黨參、茯苓各 15 克，薑片 5 克，冬蟲夏草 2 克，冰糖 30 克。

做法
1. 冬蟲夏草、黨參、茯苓、薑片洗淨。
2. 黑米洗淨放鍋中，注入 1000 毫升水，加入處理好的材料，大火煮滾，轉小火煮至粥成。
3. 加入冰糖，略煮，即可食用。

食用 四季皆宜。

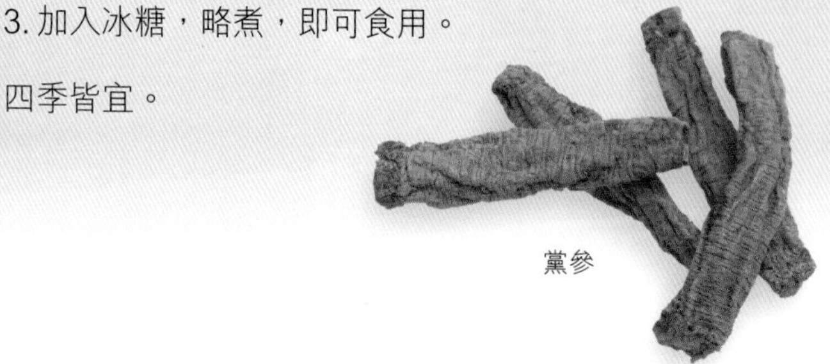

黨參

冬蟲夏草阿膠糯米粥

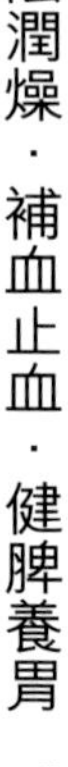

用途 面色萎黃、心煩失眠、肺燥咳嗽、咯血吐血，同時治胃癌有顯效。

材料 糯米 100 克，阿膠 25 克，冬蟲夏草 2 克，紅糖 50 克。

做法
1. 冬蟲夏草洗淨，瀝乾，切碎；阿膠研碎；紅糖加水 300 毫升煮融，過濾，取糖水約 200 毫升。
2. 糯米洗淨放鍋中，注入 800 毫升水，大火煮滾，加入冬蟲夏草，轉小火煮至粥成。
3. 加入研碎的阿膠，邊煮邊攪拌，煮融後注入紅糖水，拌勻，煮滾，即可。

食用 宜秋、冬、春三季食用，
尤以秋、冬兩季。婦女最宜。

阿膠

冬蟲夏草葡萄蓮山粥

用途 失眠、乏力倦怠、面色少華、肺燥咳嗽、便秘、形體虛弱等症。

材料 大米 200 克，葡萄乾、蓮子肉、淮山各 40 克，冬蟲夏草 2 克，白糖 50 克。

做法
1. 冬蟲夏草洗淨；葡萄乾、蓮子肉均洗淨；淮山洗淨，切片。
2. 大米洗淨放鍋中，注入 1200 毫升水，大火煮滾，加入冬蟲夏草、葡萄乾、蓮子肉、淮山，轉小火煮至粥成。
3. 加入白糖拌勻，煮融，即可。

食用 四季皆宜。尤宜秋、冬、春三季食用。

【功效】益氣養血．補益心脾

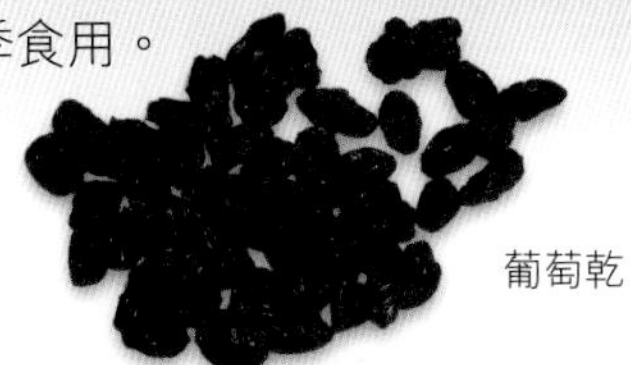
葡萄乾

冬蟲夏草酥蜜粥

用途 肺燥咳嗽、咯血、皮膚乾燥粗糙、大便乾結。

材料 大米 100 克，冬蟲夏草 2 克，酥油 30 毫升，蜂蜜 20 毫升。

做法
1. 冬蟲夏草洗淨。
2. 大米洗淨放鍋中，注入 1000 毫升水，大火煮滾，加入冬蟲夏草和酥油，轉小火煮至粥成。
3. 加入蜂蜜，拌勻，略煮，即可。

食用 四季皆宜，尤宜秋、冬、春三季食用。

【功效】益氣補血．養陰潤燥

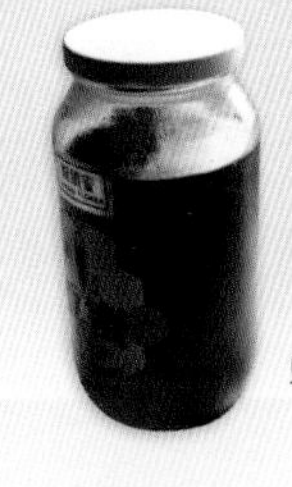
蜂蜜

蟲草的家族

冬蟲夏草在自然界的分類是麥角菌科（Clavicipitaceae），蟲草屬（Cordyceps）的，同屬的品種全世界約有 300 種，中國產約 60 種，供藥用的有 5 種，而冬蟲夏草只有一種。

冬蟲夏草二乳粥

【功效】補五臟．益氣血．療虛損

用途 癌症晚期或手術、放療或化療之後所致的體質虛弱等病症療效顯著。

材料 大米100克，鮮牛奶、鮮羊奶各100毫升，冬蟲夏草2克，白糖30克。

做法
1. 冬蟲夏草洗淨。
2. 大米洗淨放鍋中，注入800毫升水，大火煮滾，加入冬蟲夏草，轉小火煮至粥成。
3. 加入牛奶、羊奶、白糖，拌勻，繼續煮約10分鐘，即可。

食用 四季皆宜，尤宜秋、冬、春三季食用。

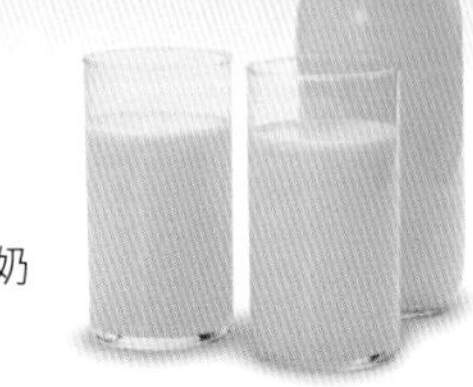

鮮牛奶

冬蟲夏草雞汁粥

【功效】補肝腎．益氣血．養五臟．消積食

用途 四肢乏力、食積不化、產後乳少、小便頻繁、精少精冷等。

材料 光雞1隻（約1000克），大米150克，山楂25克，薑絲10克，冬蟲夏草2克，鹽適量。

做法
1. 冬蟲夏草洗淨；山楂洗淨，去核，切薄片；大米淘洗乾淨。
2. 雞洗淨，斬件，汆水，放鍋中，注入2000毫升水，大火煮滾，轉小火煮至雞肉連骨酥爛，過濾，取雞汁。
3. 加入大米、山楂和冬蟲夏草，大火煮滾，轉小火煮至粥成。
4. 下薑絲、鹽，拌勻，繼續煮約5分鐘，即可。

食用 四季皆宜，尤宜秋、冬、春三季食用。

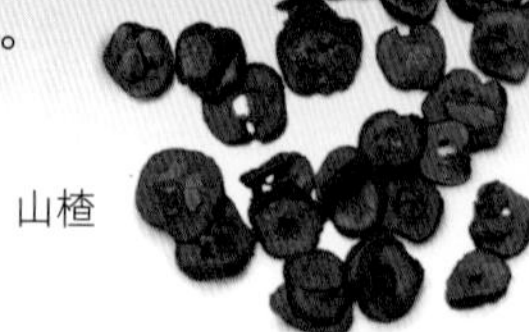

山楂

冬蟲夏草鴨粥

用途 自汗盜汗、陽痿遺精、胃弱食少、倦怠乏力、消渴、水腫等症。

材料 光鴨 1 隻，小米 100 克，冬蟲夏草 2 克，鹽適量。

做法
1. 冬蟲夏草洗淨；小米淘洗乾淨。
2. 鴨以粗鹽刷洗，洗淨，斬件，汆水，撈出。
3. 將冬蟲夏草放入鴨腹，與小米同放鍋中，加水適量，用小火同煮至肉熟粥成，下鹽調味。

食用 單食或佐餐均可。宜春、夏、秋三季食用。

【功效】補腎強精．潤肺益氣．健脾養胃．利水消腫

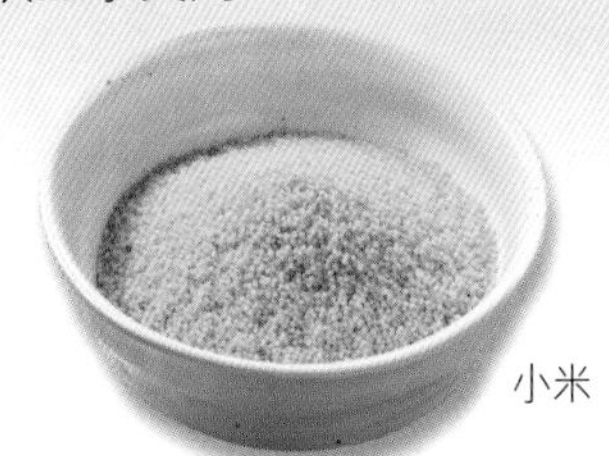

小米

冬蟲夏草鴨汁粥

用途 骨蒸潮熱、盜汗、口渴、乾咳、體虛水腫。

材料 光鴨 1 隻，大米 100 克，葱段、薑塊各 20 克，酒 10 克，冬蟲夏草 2 克，鹽、胡椒粉各適量。

做法
1. 冬蟲夏草、葱段、薑塊洗淨；大米淘洗乾淨。
2. 鴨以粗鹽刷洗，洗淨，斬件，放鍋中，注入3000毫升水，加入葱段、薑塊和酒，大火煮滾，轉小火煮 2 小時，過濾，取鴨汁。
3. 大米和冬蟲夏草放入另一鍋中，注入 1000 毫升鴨汁和 200 毫升水，轉小火煮至粥成（約 2 小時），下鹽、胡椒粉調味，即可。

食用 宜春、夏、秋三季食用，尤宜夏季。

【功效】滋陰清熱．益氣補血．利水消腫．補虛除煩

冬蟲夏草

魚肚瘦肉糯米粥

【功效】補中益氣．滋陰養血

用途 子宮頸癌、卵巢癌病人消瘦虛弱、不思飲食等症。

材料 豬瘦肉、糯米各 100 克，魚肚 50 克，冬蟲夏草 2 克，鹽適量。

做法
1. 冬蟲夏草洗淨；魚肚洗淨，清水浸泡、潤軟、切絲；豬瘦肉洗淨，切絲。
2. 糯米洗淨放鍋中，注入 1000 毫升水，大火煮滾，加入冬蟲夏草，轉小火煮至粥將成。
3. 加入魚肚和豬瘦肉絲，繼續用小火煮至粥成，下鹽調味，即可。

食用 四季皆宜。

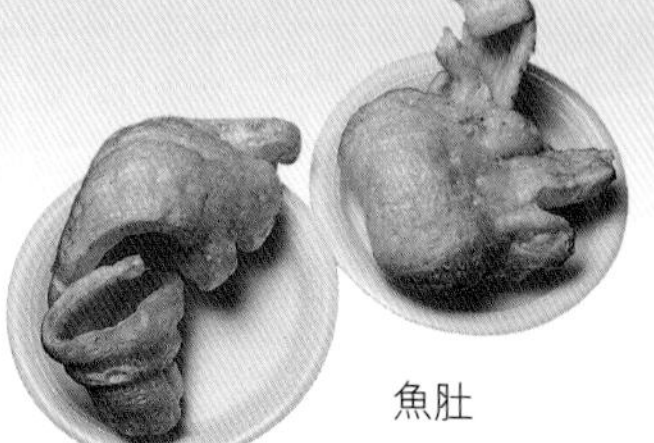
魚肚

冬蟲夏草黃精粥

【功效】補虛益氣．潤肺補腎

用途 虛喘、咯血、自汗盜汗、陽痿遺精、腰膝痠軟、久病體虛等症。

材料 大米 100 克，豬瘦肉 50 克，黃精 15 克，冬蟲夏草 2 克，鹽適量。

做法
1. 冬蟲夏草洗淨；黃精洗淨，先煎黃精，用 300 毫升水中火煎約 30 分鐘，去渣取汁。
2. 豬瘦肉洗淨，切片。
3. 大米洗淨放鍋中，注入煎汁和 1000 毫升水，加入冬蟲夏草和豬肉片，大火煮滾，轉小火煮至粥成，下鹽調味，即可。

食用 四季皆宜，尤宜冬季。

黃精

海參瘦肉雪耳粥

用途 遺精、陽痿、早泄、小便頻繁、血虛、陽虛、肺癌等症。

材料 大米 100 克，豬瘦肉、水發海參各 50 克，雪耳 5 克，冬蟲夏草 2 克，鹽適量。

做法
1. 冬蟲夏草洗淨；雪耳浸發，去蒂，洗淨，撕成小朵；豬瘦肉洗淨，切小塊；發好的海參切小段，汆水，撈起。
2. 大米洗淨放鍋中，注入 1000 毫升，加入雪耳、豬肉、冬蟲夏草，大火煮滾，轉小火煮至粥成。
3. 加入海參，待海參煮軟，下鹽調味，即可。

食用 四季皆宜。

注意事項：痰多便溏者忌用。

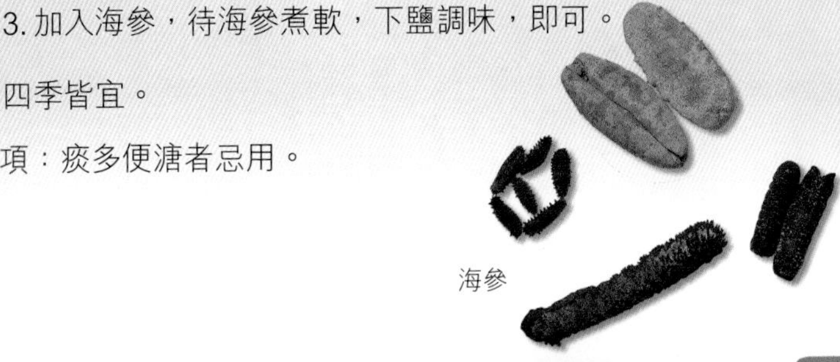
海參

【功效】補腎填精・滋陰養血・壯陽療痿・利尿退黃

冬蟲夏草淡菜粥

用途 腰痛、陽痿、眩暈、帶下、盜汗及癭瘤等症。

材料 大米 100 克，淡菜 50 克，冬蟲夏草 2 克，鹽、胡椒粉、麻油各適量。

做法
1. 冬蟲夏草洗淨；淡菜洗淨，切成兩半。
2. 大米洗淨放鍋中，注入 1500 毫升，加入冬蟲夏草和淡菜，大火煮滾，轉小火煮至粥成（約 2 小時）。
3. 加入鹽、胡椒粉，淋麻油，即可。

食用 四季皆宜。

注意事項：適宜中老年人及體質虛弱者食用。每次不可過量取食。

【功效】補肝腎・益精血・消癭瘤

冬蟲夏草的生長環境及產地

冬蟲夏草生長在海拔 3000 米至 5000 米的高山草地灌木帶上面的雪線附近的草坡上。主要產於中國青海、西藏、四川、雲南、甘肅和貴州等省及自治區的高寒地帶和雪山草原。

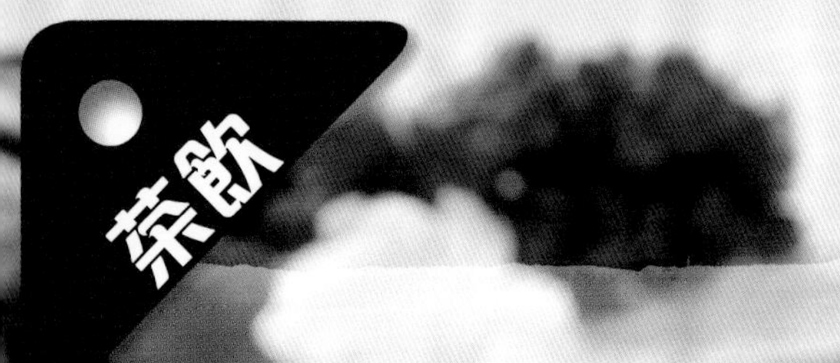

冬蟲夏草茶

【功效】滋腎潤肺，祛病健身

用途 強身體免疫力，抗癌延衰。

材料 冬蟲夏草10克，白糖（或蜂蜜）適量。

做法
1. 冬蟲夏草洗淨，烘乾，研成碎末，裝瓶密封，待用。
2. 每次用湯匙取冬蟲夏草粉末0.5-1克，放杯中，加入白糖（或蜂蜜）5-10克，用約150毫升水沖後拌勻，即可。

食用 四季皆宜。

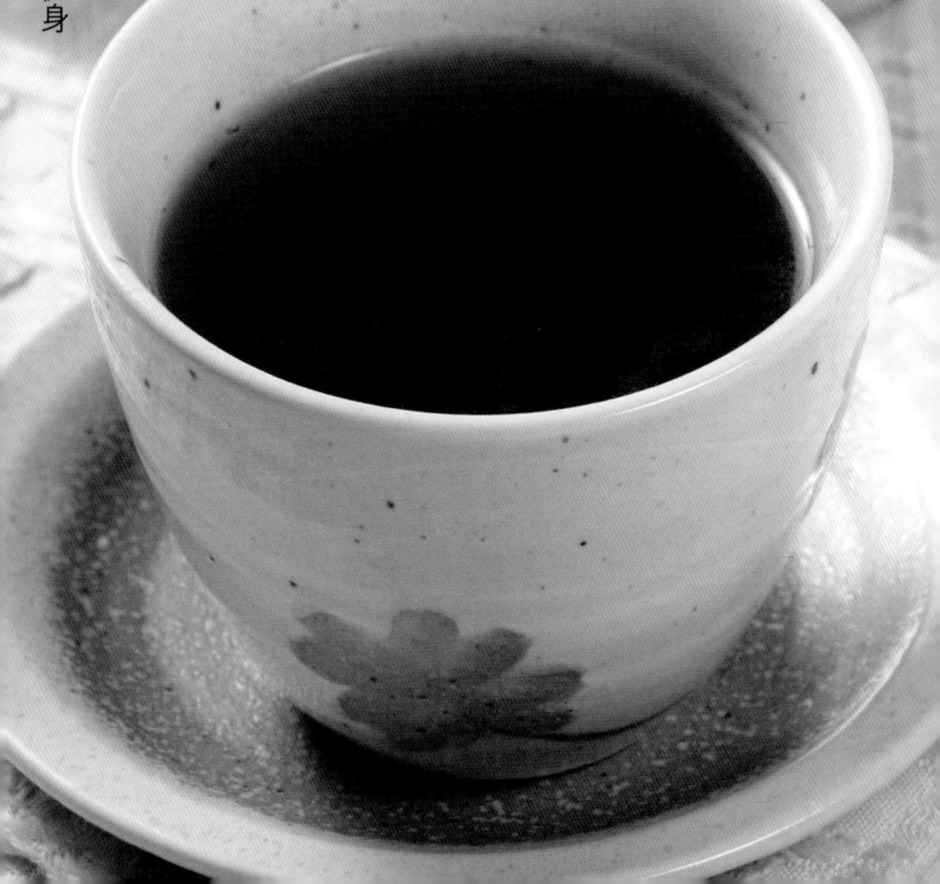

參芪首烏靈芝茶

【功效】 益肝補腎．滋陰養血．清心安神

用途 產後血虧、病後體虛、神經衰弱、神經疲倦、健忘等症。

材料 黃芪20克，制何首烏、靈芝各10克，冬蟲夏草、花旗參各5克。

做法
1. 冬蟲夏草洗淨，烘乾，研成碎末；其餘材料均研末。
2. 各材料粉末混合均勻，裝瓶密封。
3. 每次用湯匙取粉末2-4克，放杯中，用約100-200毫升水沖後拌勻，即可。

食用 四季皆宜。

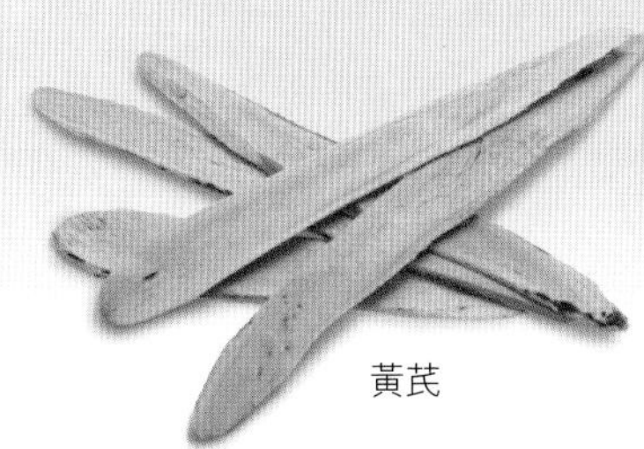
黃芪

冬蟲夏草滋陰養腎茶

【功效】 滋肝補腎．益氣補血

用途 腰背痠痛、鬚髮早白、口舌乾燥、慢性腎衰等症。

材料 桑椹子、女貞子、旱蓮草、熟地各20克，白芍、山萸肉、石斛各12克，冬蟲夏草5克。

做法
1. 冬蟲夏草洗淨，烘乾，研成碎末；其餘材料均研末。
2. 各材料粉末混合均勻，裝瓶密封。
3. 每次用湯匙取粉末3-5克，放杯中，用約100-200毫升水沖後拌勻，即可。

食用 四季皆宜。

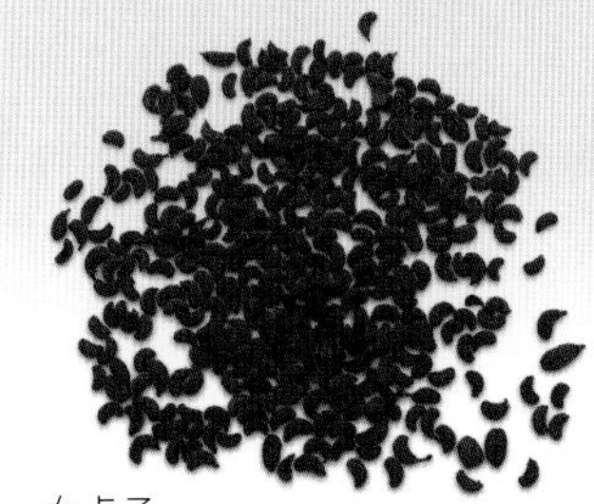
女貞子

蟲草蓯蓉杜桑紅茶

【功效】壯陽補腎·暖中散寒

用途 腰痠膝冷、體冷肢寒、夜尿頻繁、腎虛、腰痛等症。

材料 肉蓯蓉、杜仲、桑寄生、紅茶葉各 12 克，冬蟲夏草 3 克。

做法
1. 冬蟲夏草洗淨，烘乾，研成碎末；其餘材料均研末。
2. 各材料粉末混合均勻，裝瓶密封。
3. 每次用湯匙取粉末 3 克，放杯中，用約 100-200 毫升水沖後拌勻，即可。

食用 四季皆宜，尤宜秋、冬、春三季。

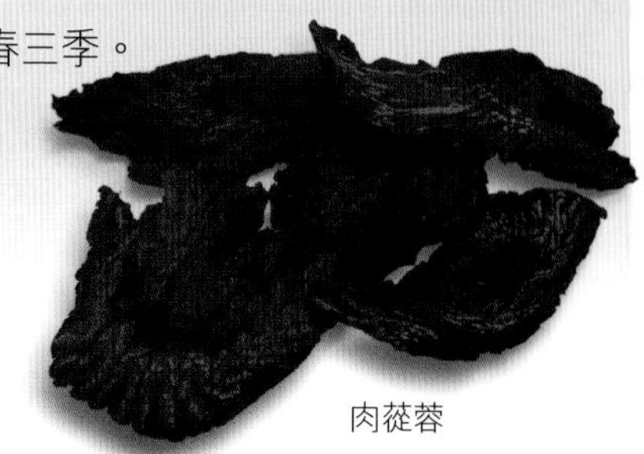

肉蓯蓉

冬蟲夏草五味茶

【功效】補腎益精·潤肺止咳·養肝明目·健脾止瀉

用途 腎虛陽痿、遺精、小便頻繁、腰膝痠軟、視力減退、兩目昏花等症。

材料 芡實、薏苡仁、蓮子肉、菟絲子各 25 克，杏仁、烏龍茶各 12 克，桂圓肉、百合各 8 克，冬蟲夏草 5 克。

做法
1. 冬蟲夏草洗淨，烘乾，研成碎末；其餘材料均研末。
2. 各材料粉末混合均勻，裝瓶密封。
3. 每次用湯匙取粉末 3-6 克，放入杯中，用約 100-200 毫升水沖後拌勻，即可。

食用 四季皆宜，尤宜春、秋二季。

菟絲子

蛇舌草芡薏蓮子茶

【功效】養陰潤肺·祛痰止咳·健脾益氣

用途 肺癌陰虛所致口乾咽燥、咳痰不爽及二型糖尿病等症。

材料 白花蛇舌草 40 克，芡實、薏苡仁、蓮子肉各 25 克，麥冬、生地、石斛各 20 克，冬蟲夏草 3 克。

做法
1. 冬蟲夏草洗淨，烘乾，研成碎末；其餘材料均研末。
2. 各材料粉末混合均勻，裝瓶密封。
3. 每次用湯匙取粉末 3-5 克，放入杯中，用約 100-200 毫升水沖後拌勻，即可。

食用 四季皆宜。

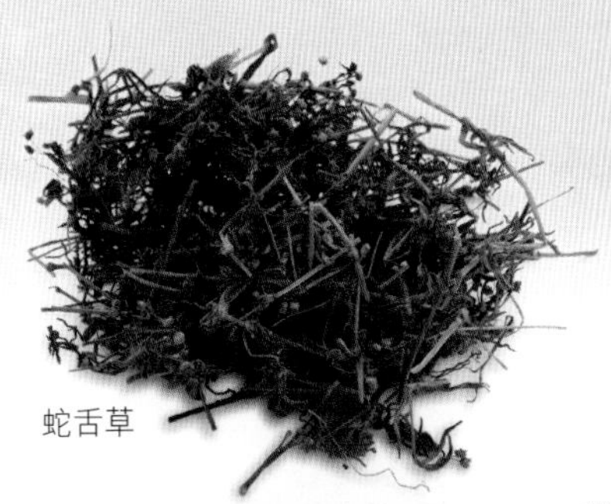
蛇舌草

冬蟲夏草長壽茶

【功效】補腎固精·健脾益胃

用途 脾腎兩虛、遺精、早泄、食慾不振、咳嗽等症。

材料 淮山 150 克，芡實、薏苡仁、蓮子肉各 25 克，人參、茯苓各 9 克，冬蟲夏草 3 克，白糖 25 克。

做法
1. 冬蟲夏草洗淨，烘乾，研成碎末；其餘材料均研末。
2. 各材料粉末混合均勻，裝瓶密封。
3. 每次用湯匙取粉末 1-3 克，放入杯中，用約 100 毫升水沖後拌勻，即可。

食用 四季皆宜。

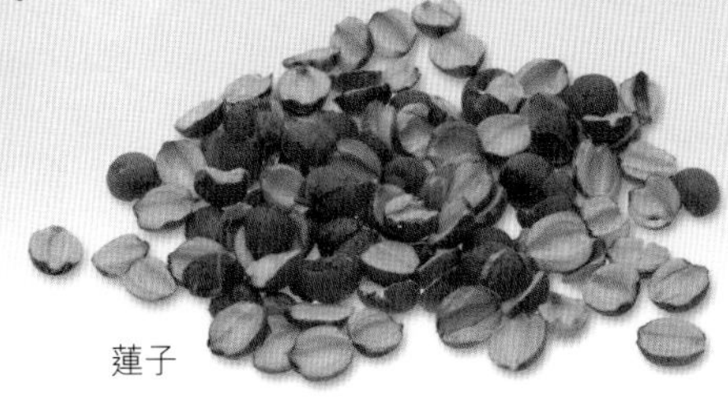
蓮子

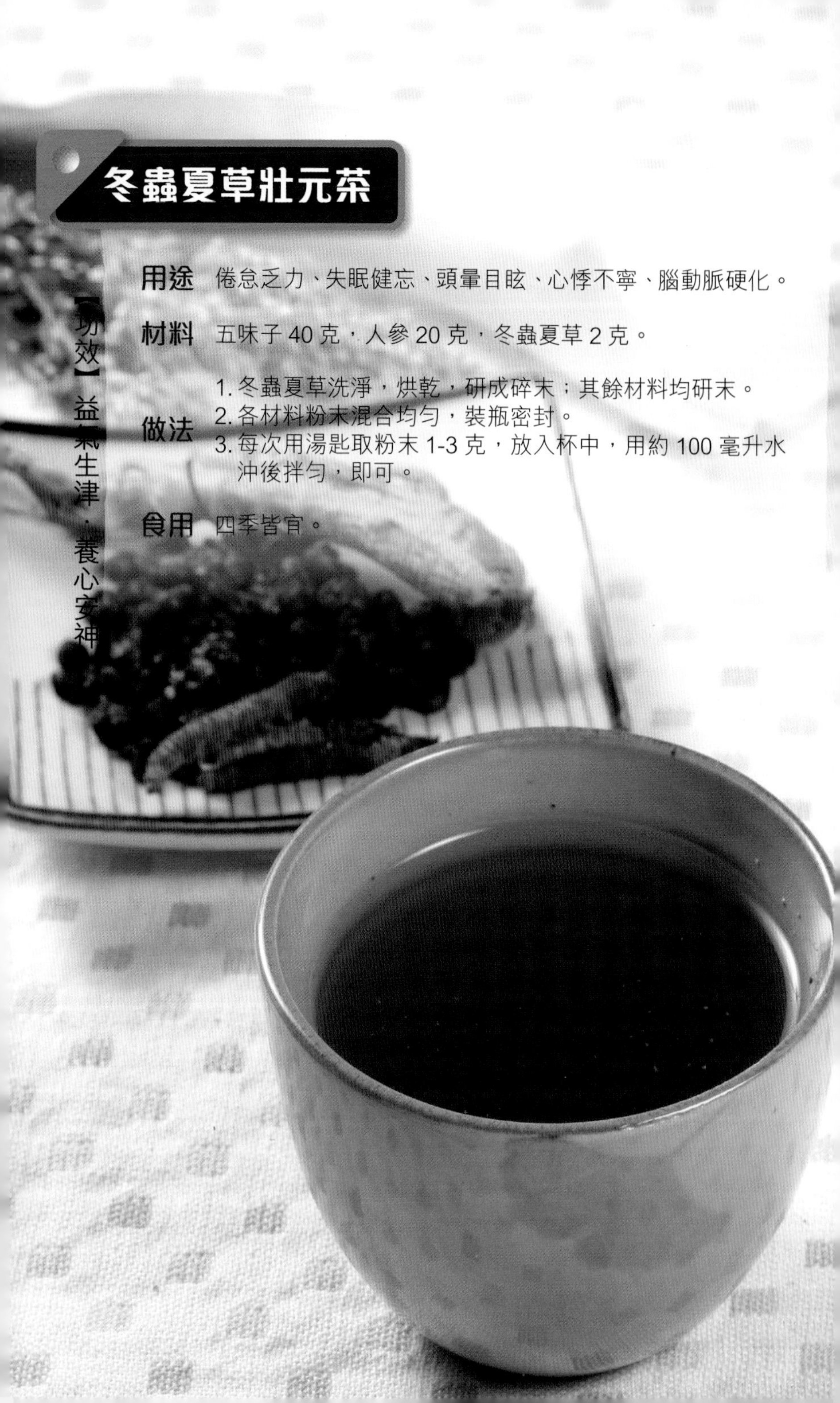

冬蟲夏草壯元茶

【功效】益氣生津，養心安神

用途 倦怠乏力、失眠健忘、頭暈目眩、心悸不寧、腦動脈硬化。

材料 五味子 40 克，人參 20 克，冬蟲夏草 2 克。

做法
1. 冬蟲夏草洗淨，烘乾，研成碎末；其餘材料均研末。
2. 各材料粉末混合均勻，裝瓶密封。
3. 每次用湯匙取粉末 1-3 克，放入杯中，用約 100 毫升水沖後拌勻，即可。

食用 四季皆宜。

茯苓紫蘇當歸茶

【功效】溫肺化痰・降氣平喘

用途 咳嗽多痰、痰白而稀、短氣喘息。

材料 茯苓、紫蘇子、當歸、白朮各50克，陳皮、薑半夏各30克，冬蟲夏草 10 克。

做法
1. 冬蟲夏草洗淨，烘乾，研成碎末；其餘材料均研末。
2. 各材料粉末混合均勻，裝瓶密封。
3. 每次用湯匙取粉末 1-3 克，放入杯中，用約 100 毫升水沖後拌勻，即可。

食用 四季皆宜。

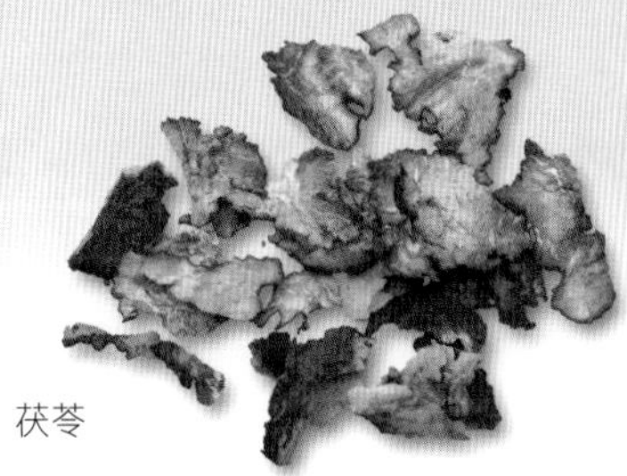

茯苓

首烏生地靈芝蟲草茶

【功效】補肝腎・益氣血・烏鬚髮・抗衰老

用途 眼睛乾澀、耳鳴目眩、腰膝痠軟、遺精滑精、鬚髮早白、未老先衰。

材料 何首烏、生地各 40 克，靈芝 10 克，冬蟲夏草 5 克。

做法
1. 冬蟲夏草洗淨，烘乾，研成碎末；其餘材料均研末。
2. 各材料粉末混合均勻，裝瓶密封。
3. 每次用湯匙取粉末 1-3 克，放入杯中，用約 100 毫升水沖後拌勻，即可。

食用 四季皆宜。

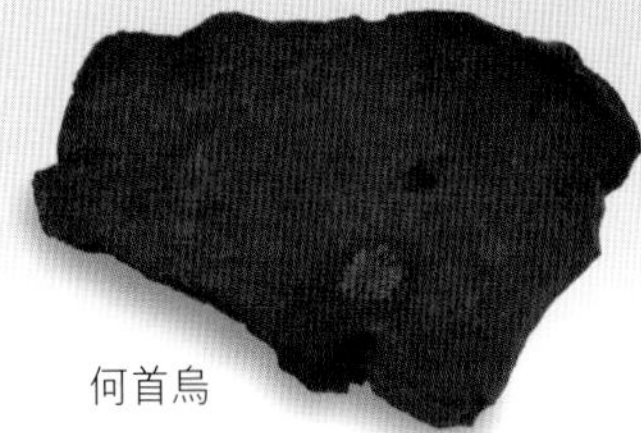

何首烏

冬蟲夏草靈芝茶

【功效】滋陰補虛．清心健腦

用途 記憶力減退、睡眠不寧、精神不振、動脈硬化、高血壓、高血脂。

材料 靈芝孢子粉 20 克，冬蟲夏草 2 克。

做法
1. 冬蟲夏草洗淨，烘乾，研成碎末。
2. 將材料粉末混合均勻，裝瓶密封。
3. 每次用湯匙取粉末 3-5 克，放入杯中，用約 100 毫升水沖後拌勻，即可。

食用 四季皆宜。

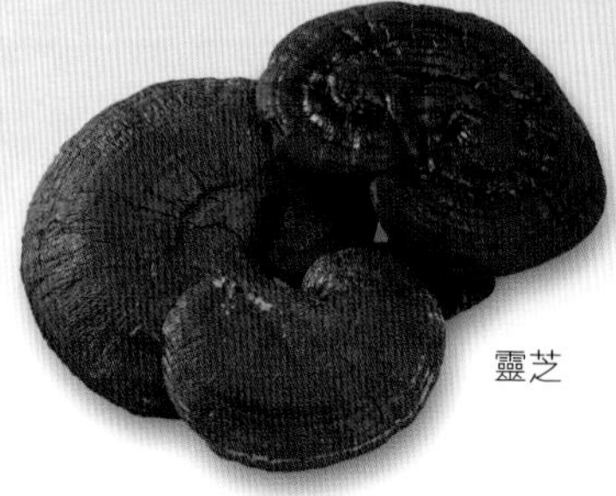
靈芝

蟲草鹿茸菟絲子茶

【功效】溫腎補陽．散寒暖宮

用途 月經延後、經來腹中冷痛、量少色淡、面色灰暗、性慾淡漠。

材料 菟絲子、酒炒杜仲各 120 克，鹿茸 60 克，川椒 30 克，冬蟲夏草 5 克。

做法
1. 冬蟲夏草洗淨，烘乾，研成碎末；其餘材料均研末。
2. 各材料粉末混合均勻，裝瓶密封。
3. 每次用湯匙取粉末 1-3 克，放入杯中，用約 100 毫升水沖後拌勻，即可。

食用 四季皆宜，尤宜秋、冬、春三季。

注意事項：本茶性溫熱，病症確屬於寒者方可飲用。

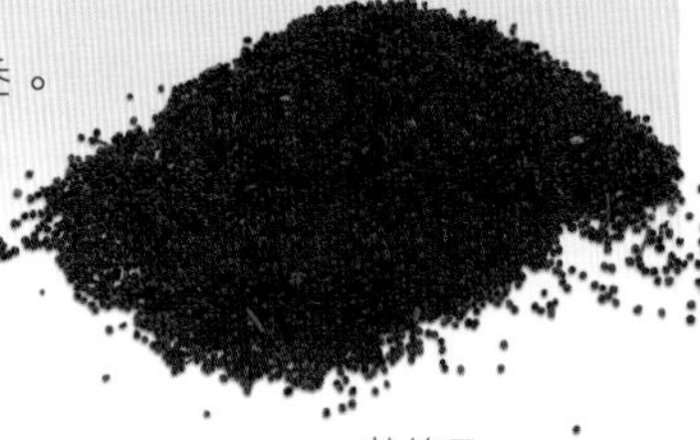
菟絲子

冬蟲夏草甘露茶

【功效】滋陰補腎．潤肺清心．調節免疫．增強體質

用途 肺腎陰虛、神疲乏力、頭昏目花、心煩失眠、神經衰弱等症。

材料 杞子、桂圓肉各 10 克，綠茶葉 5 克，冬蟲夏草 2 克，冰糖 25 克。

做法
1. 冬蟲夏草洗淨，和杞子、桂圓肉、綠茶葉、冰糖全部放入茶杯中，加適量水沖泡。
2. 5 分鐘後，攪拌後飲用，可連續 3 次加開水沖泡飲用。
3. 沖泡後的冬蟲夏草等可以嚼食。

食用 四季皆宜，尤宜春、夏、秋三季。

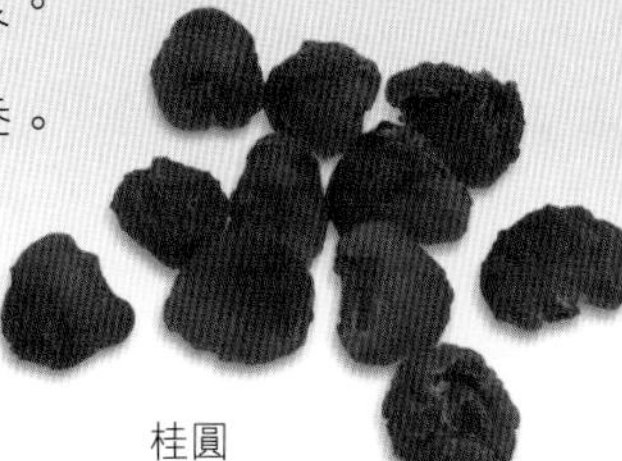
桂圓

冬蟲夏草延年益氣茶

【功效】補肺益腎．滋陰壯陽．健脾益胃．抗衰延老

用途 肺腎氣虛、精神疲倦、咳嗽年久、痰色清稀、喘息迫促、動則氣喘、語聲低微、不思飲食、脈弱等症。

材料 杞子 75 克，炙黃芪、黨參、核桃肉、百合各 60 克，磁石、淮山、黑芝麻各 45 克，茯苓 30 克，補骨脂、鹿角片、酒炒懷牛膝各 25 克，冬蟲夏草、蒼朮各 12 克，阿膠 30 克，冰糖 500 克。

做法
1. 上述前 14 種材料碎成小塊，加適量水浸泡透發，加熱煮滾，每隔 1 小時濾取煎液 1 次，加水再煎，共取煎液 3 次，合併煎液，先大火後小火濃縮至稠厚狀。
2. 取阿膠、冰糖，加水 1000 毫升，加熱至二者完全融化，再加入到上述煎液中，煉至滴水成珠為度，離火，冷卻。
3. 每次 2 湯匙，開水沖化飲用。

食用 四季皆宜，尤宜秋、冬、春三季。

冬蟲夏草補腎還五茶

【功效】補氣活血．通經疏絡

用途 中風所致的半身不遂、口眼歪斜、言語謇澀、口角流涎、下肢萎廢、小便頻繁、遺尿不禁，以及四肢麻木、筋骨痛、筋脈拘急、曲伸不利等症。

材料 黃芪 400 克，當歸 20 克，赤芍 15 克，冬蟲夏草 12 克，地龍、桃仁、紅花、川芎各 10 克，阿膠 30 克，蜂蜜 300 克。

做法
1. 冬蟲夏草等 8 種材料碎成小塊，加適量水浸泡透發，2 小時後加熱煮滾，每隔 1 小時濾取煎液 1 次，加水再煎，其取煎液 3 次，合併煎液，先大火後小火濃縮至稠厚狀。
2. 取阿膠、蜂蜜，加水 1000 毫升，加熱至二者完全融化，再加入到上述煎液中，煉至滴水成珠為度，離火，冷卻。
3. 每次 2 湯匙，開水沖化飲用。

食用 四季皆宜，尤宜秋、冬、春三季。

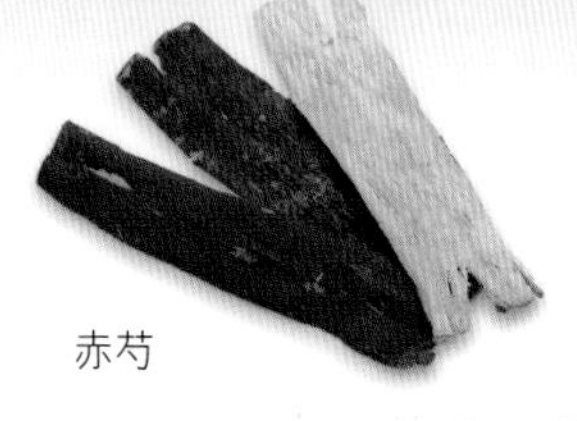
赤芍

冬蟲夏草黨參益壽茶

【功效】補氣血．滋腎陰．養心神．健脾胃

用途 腰膝雙軟、頭暈目眩、精神倦怠、健忘耳鳴、少眠多夢等症。

材料 丹參 120 克，黨參、當歸、赤芍、白芍、棗皮、柏子仁、制首烏、制黃精、黃芪、魚鰍串、白茅根各 60 克，巴戟、杜仲、淮山、砂仁、黃連、廣木香、續斷各 30 克，冬蟲夏草 20 克。

做法
1. 冬蟲夏草洗淨，烘乾，研成碎末；其餘材料均研末。
2. 各材料粉末混合均勻，裝瓶密封。
3. 每次用湯匙取粉末 1-3 克，放入杯中，用約 100-200 毫升水沖後拌勻，即可。

食用 四季皆宜，尤宜秋、冬、春三季。

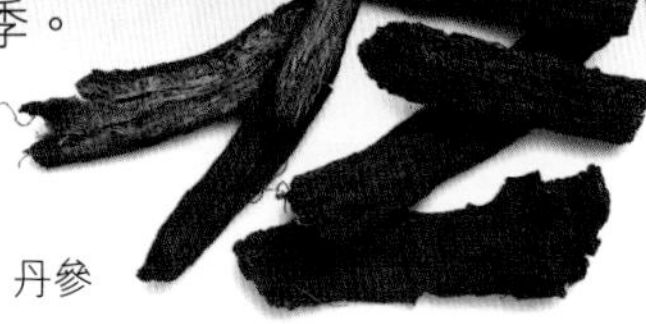
丹參

冬蟲夏草牛奶蜂蜜飲

用途 胃及十二指腸潰瘍、產後便秘等症。

材料 牛奶 250 毫升，冬蟲夏草 2 克，蜂蜜 30 毫升。

做法
1. 冬蟲夏草洗淨，烘乾，研成碎末。
2. 牛奶和冬蟲夏草碎末一起放入鍋中，用小火煮滾數分鐘，再加入蜂蜜，拌勻，即可。

食用 四季皆宜。

【功效】益胃健脾．潤腸通便

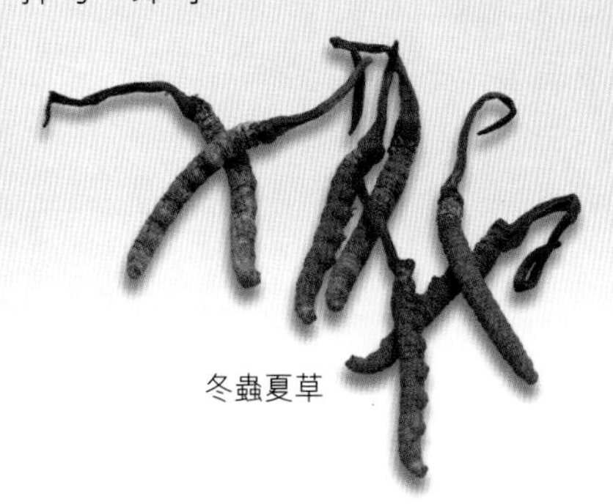
冬蟲夏草

冬蟲夏草杏仁桂花露

用途 病後體弱、少氣乏力、鬚髮早白、肌膚枯燥及慢性支氣管炎等症。

材料 牛奶 250 毫升，甜杏仁 10 克，乾桂花 20 克，冬蟲夏草 2 克，冰糖 40 克。

做法
1. 冬蟲夏草洗淨，烘乾，研成碎末。
2. 甜杏仁用溫水潤軟，撕去外膜，洗淨；乾桂花洗淨。
3. 牛奶、甜杏仁、冬蟲夏草碎末、桂花及冰糖一起放入鍋中，大火煮滾，用小火煮熟，即可。

食用 四季皆宜，尤宜春、夏、秋三季。

【功效】補虛損．益脾胃．烏鬚髮．潤肌膚

冬蟲夏草的生長過程

夏季，蟲子卵產於地面，經過一個月左右孵化變成幼蟲後鑽入潮濕鬆軟的土層。土裏的一種霉菌侵襲了幼蟲，在幼蟲體內生長，不斷蠶食幼蟲直至其死亡。經過一個冬天，到第二年春天來臨，霉菌菌絲開始生長，到夏天時長出地面，外觀像是一根小草，幼蟲的軀殼與霉菌菌絲共同組成了一個完整的「冬蟲夏草」。

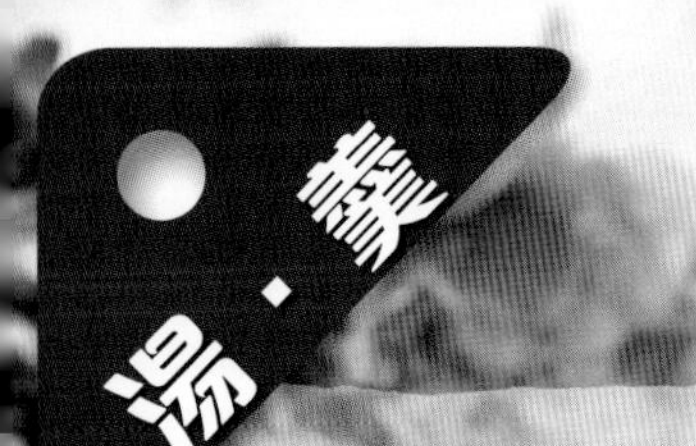

冬蟲夏草燉老鴨

【功效】補肺益腎，扶正抗癌

用途 適用於肺癌、食道癌、喉癌。

材料 老鴨肉 100 克，紅棗 10 顆，冬蟲夏草 3 克，薑 2 片，鹽適量。

做法
1. 冬蟲夏草、紅棗、薑片洗淨，紅棗去核。
2. 鴨肉洗淨，切厚塊，汆水。
3. 處理好的材料放入碗中，放薑片拌勻，隔水燉至鴨肉脸熟，下鹽調味。

食用 飲湯食鴨肉，隨意食用。

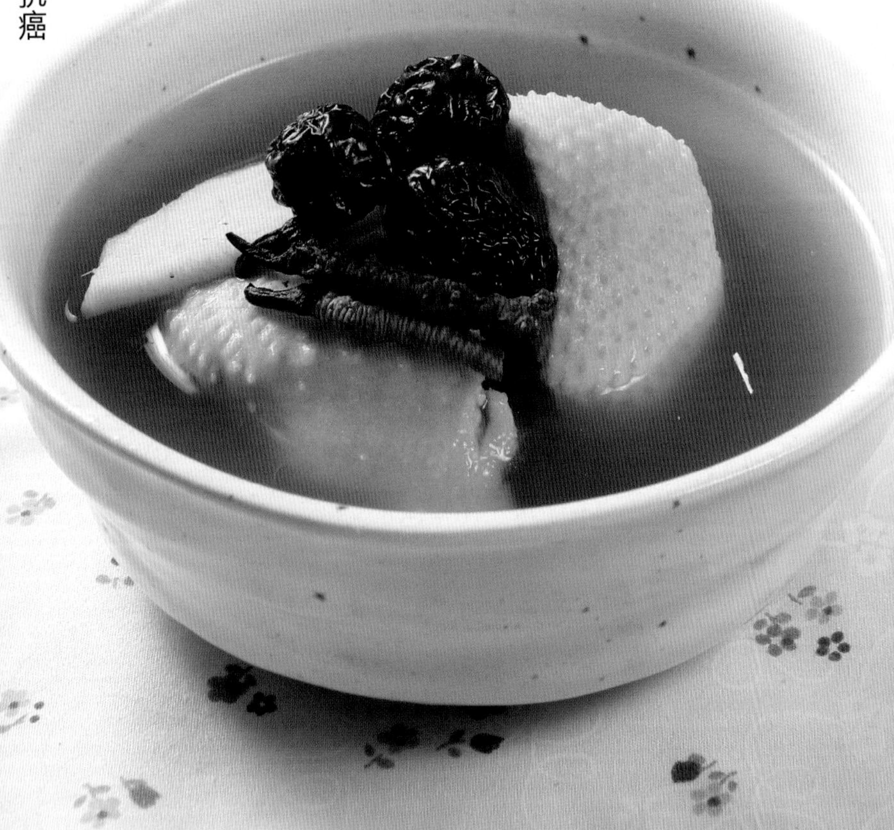

蟲草淮山薏仁老鴨湯

【功效】滋陰健脾．益氣補血．減肥嫩膚．利尿消腫

用途 脾胃虛弱、陳年脾胃疾病、食慾不振、消化不良、脘腹脹痛、大便溏稀、高血壓、高血脂、肥胖虛弱乏力、面色無華等症。

材料 老鴨½隻，薏苡仁60克，淮山、雞內金各25克，黨參、炙甘草各10克，冬蟲夏草2克，胡椒粉、鹽各適量。

做法
1. 冬蟲夏草、淮山、雞內金、黨參、炙甘草分別洗淨，切碎；薏苡仁洗淨。
2. 老鴨洗淨，切厚塊，汆水，洗淨。
3. 將處理好的所有材料放入鍋中，注入2500毫升水，大火煮滾，用小火煮約2小時，下鹽、胡椒粉調味。

食用 四季皆宜，尤宜春、夏、秋三季。

魚肚蟲草乳鴨湯

【功效】益腎壯元．滋陰補血

用途 病後或手術後元氣虧損、中氣虛弱、頭目眩暈、體倦乏力。

材料 乳鴨1隻，魚肚30克，薑片5克，冬蟲夏草2克，酒少許，鹽、胡椒粉、麻油各適量。

做法
1. 乳鴨洗淨，汆水。
2. 魚肚浸發，切絲，洗淨。
3. 冬蟲夏草、薑片洗淨。
4. 將處理好的材料及酒放入砂鍋，注入1000毫升水，大火煮滾，轉小火煮2小時，下鹽及胡椒粉，淋麻油。

魚肚

食用 四季皆宜，尤宜春、秋二季。

冬蟲夏草燉老鴨古方出處

「冬蟲夏草燉老鴨」古方出自《本草綱目拾遺》，成書於乾隆三十年（1765年），又經過30多年的增訂工作，使之更加完備。

蟲草杞子田七雞湯

【功效】滋陰強腎・補血活血・消腫止痛・健腦明目

用途 病後虛弱、頭暈目眩、四肢乏力、風濕痹痛、筋骨疼痛、陰虛盜汗、婦女月經不調。

材料 光雞1隻（約1200克），豬肉250克，杞子25克，田七10克，冬蟲夏草2克，葱段、薑片各10克，酒15毫升，鹽適量。

做法
1. 雞洗淨，除去頭部，切四大塊，氽水。
2. 豬肉洗淨，切成中等厚度的肉片。
3. 冬蟲夏草、杞子、田七、葱段、薑片分別洗淨，將杞子、田七裝入紗袋，紮緊袋口。
4. 將處理好的材料及酒放砂鍋內，注入2500毫升水，加蓋，大火煮滾，用小火煮2½小時，取出葱段、薑片及紗袋，下鹽調味。

食用 四季皆宜，尤宜秋、冬、春三季。

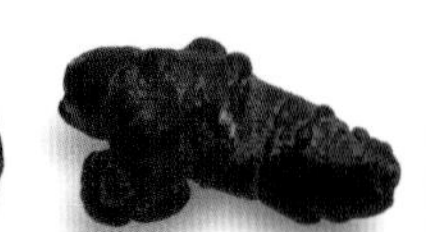
田七

冬蟲夏草洋參雞湯

【功效】滋腎壯陽・益氣補血

用途 老年人陽氣衰敗、腎精虧虛、遺精、陽痿、四肢萎軟無力等症。

材料 光雞1隻（約1500克），花旗參片20克，冬蟲夏草2克，葱段、薑片各10克，白酒、鹽、胡椒粉各適量。

做法
1. 雞洗淨，除去頭部，氽水。
2. 冬蟲夏草洗淨，用白酒浸泡30分鐘，撈起瀝乾；花旗參潤透；葱段、薑片洗淨。
3. 雞放煲內，將花旗參和冬蟲夏草放入雞腹內，再在煲內放入葱段和薑片，注入2500毫升水，加蓋。
4. 大火煮滾，用小火煮約2小時，取出葱段和薑片，下鹽、胡椒粉調味。

食用 四季皆宜，尤宜秋、冬、春三季。

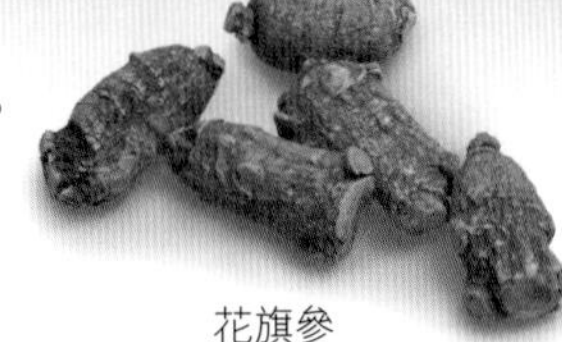
花旗參

紅棗蓮子蟲草烏雞湯

用途 腰膝痠軟、多夢、失眠、遺精、帶下、脾虛久瀉等症。

材料 烏雞 1 隻（約 750 克），紅棗 50 克，蓮子肉 20 克，冬蟲夏草 2 克，葱段、薑片各 20 克，酒少許，白糖、鹽、生粉各適量，上湯 1500 毫升。

做法
1. 烏雞洗淨，從背部開膛，汆水。
2. 冬蟲夏草、蓮子、葱段、薑片、紅棗洗淨，紅棗去核。
3. 葱段和薑片放砂鍋內，注入上湯，加蓋，大火煮滾，取出葱段和薑片。
4. 加入冬蟲夏草煮滾，放入烏雞，大火再煮滾，用小火煮至五成熟，撇去泡沫，放紅棗、蓮子、酒及白糖，繼續用小火煮至雞熟爛，下鹽調味，勾芡。

食用 宜秋、冬、春三季。

紅棗

【功效】補肝腎·益氣血·補虛損·養心安神

參芪山楂蟲草烏雞湯

用途 慢性白血病之腰膝痠軟、全身乏力、神疲氣短、面色萎黃。

材料 烏雞 1 隻（約 750 克），黃芪、山楂各 20 克，花旗參片 10 克，冬蟲夏草 2 克，葱段、薑片各 10 克，酒少許，鹽、胡椒粉、麻油各適量。

做法
1. 烏雞洗淨，除去頭部，切塊，汆水。
2. 冬蟲夏草、山楂、葱段、薑片洗淨；花旗參、黃芪潤透，裝入紗袋，紮緊袋口。
3. 將處理好的材料及酒放砂鍋內，注入適量水，加蓋，大火煮滾，去泡沫，用小火煮約 2 小時，取出葱段、薑片及紗袋。
4. 下鹽及胡椒粉，淋麻油，即可。

食用 四季皆宜，尤宜秋、冬、春三季。

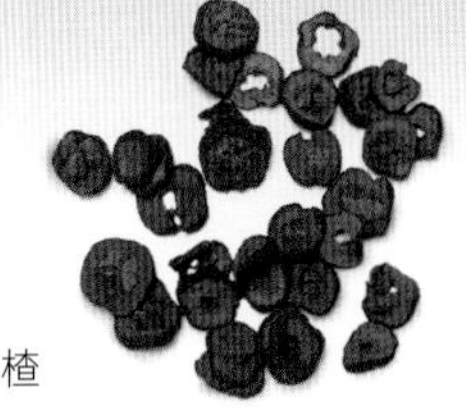

山楂

【功效】補腎益精·健脾開胃·養心安神

冬蟲夏草雞精

【功效】補腎益精．健脾開胃．養心安神

用途 慢性白血病之腰膝痠軟、全身乏力、神疲氣短、面色萎黃。

材料 光雞 1 隻（約 750 克），冬蟲夏草 2 克，葱段、薑片各 10 克，酒少許，鹽、胡椒粉各適量。

做法
1. 雞洗淨，除去頭部，切塊，氽水。
2. 冬蟲夏草、葱段、薑片洗淨。
3. 將處理好的材料與酒、胡椒粉放入燉盅，不加水，隔水燉 2 小時，下鹽調味。

食用 食雞汁及肉。

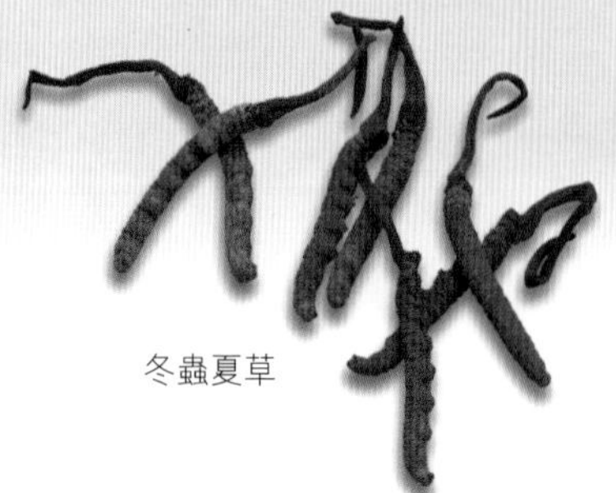
冬蟲夏草

冬蟲夏草萵筍牛肉湯

【功效】滋陰壯陽．補中益氣．健脾養胃．強筋健骨

用途 脾胃虛弱、食慾不振、腰膝痠軟、四肢乏力、畏冷怕寒等症。

材料 牛肉 150 克，萵筍、葱段各 50 克，紅棗 10 克，冬蟲夏草 2 克，豆瓣辣醬 30 克，花椒 10 粒，乾辣椒 3 個，生抽、辣椒油、生粉、油、鹽各適量，上湯 800 毫升。

做法
1. 冬蟲夏草、萵筍、葱段、紅棗、乾辣椒洗淨，萵筍切片，紅棗去核，乾辣椒切段。
2. 牛肉洗淨，切小塊，放碗中，加鹽、生粉、生抽和豆瓣辣醬（剁碎）拌勻。
3. 加油至熱鍋中，放入乾辣椒炸至棕紅色，下花椒粒炒幾下，下葱段，再下萵筍片炒勻，注入上湯，大火煮滾，下牛肉塊和冬蟲夏草，用小火煮約 2 小時，淋辣椒油。

食用 四季皆宜，尤宜秋、冬、春三季。

冬蟲夏草白果湯

【功效】滋陰潤肺．健脾開胃．止渴除煩

用途 虛勞骨蒸虛弱、糖尿病、脾虛、白帶、遺精、尿頻、熱病傷津、暑熱煩渴、不思飲食，以及放、化療後氣陰兩虛等症。

材料 白果 50 克，雞絲、鴨絲及豬肉絲各 25 克，冬蟲夏草 2 克，醋、鹽各適量。

做法
1. 冬蟲夏草洗淨；白果煮爛，去皮和芯；其餘材料備好。
2. 除鹽之外的所有材料置於鍋內，加入 1000 毫升水，大火煮滾，用小火煮約 1 小時，下鹽調味。

食用 四季皆宜，尤宜春、夏、秋三季。

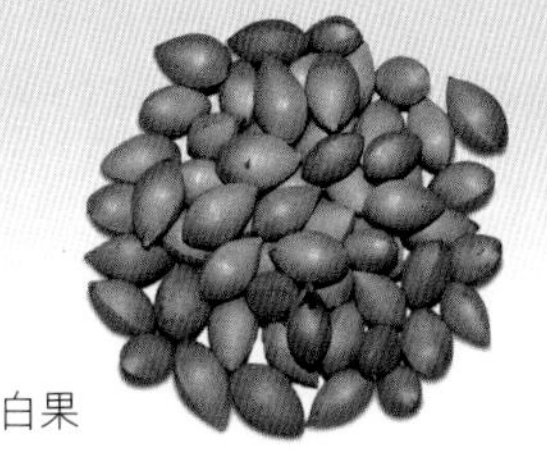
白果

淮山蟲草瘦肉魚肚湯

【功效】潤肺補腎．益氣養血

用途 有助治療肺結核（即肺癆病），預防骨質疏鬆。

材料 豬瘦肉 300 克，魚肚 50 克，淮山 15 克，冬蟲夏草 3 克，鹽適量。

做法
1. 豬瘦肉洗淨，切塊，汆水。
2. 將魚肚放入滾水中煮 10 分鐘，關火，加蓋浸泡 3 小時，盛起，洗淨。
3. 其他材料洗淨。
4. 煲內放入清水煮滾，加入已處理好的材料，用大火煮 20 分鐘，轉小火煮 2 小時，下鹽調味。

食用 佐餐食用，四季皆宜。

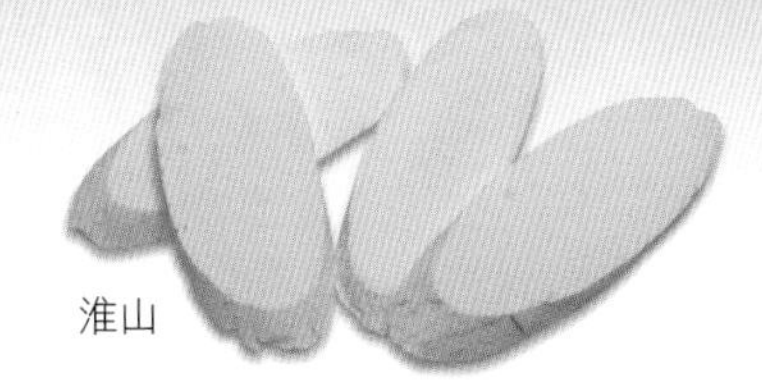
淮山

紅棗淮杞蟲草羊肉湯

【功效】補肝益腎．壯陽補虛．溫中暖下．益氣補血

用途 早泄、腰膝痠軟、咳喘氣短、心悸失眠、夜間尿多、月經不順。

材料 羊肉 1000 克，紅棗 20 克，淮山、杞子各 10 克，冬蟲夏草 2 克，薑片 10 克，酒少許，鹽適量。

做法
1. 羊肉洗淨，切大塊，汆水。
2. 冬蟲夏草、淮山、杞子、紅棗、薑片分別洗淨，紅棗去核。
3. 將處理好的材料放鍋內，注入適量水，大火煮滾，用小火煮約 3 小時，取出薑片。
4. 加入鹽及酒，略煮，即可。

食用 宜秋、冬、春三季。

注意事項：暑熱天或發熱患者忌食。

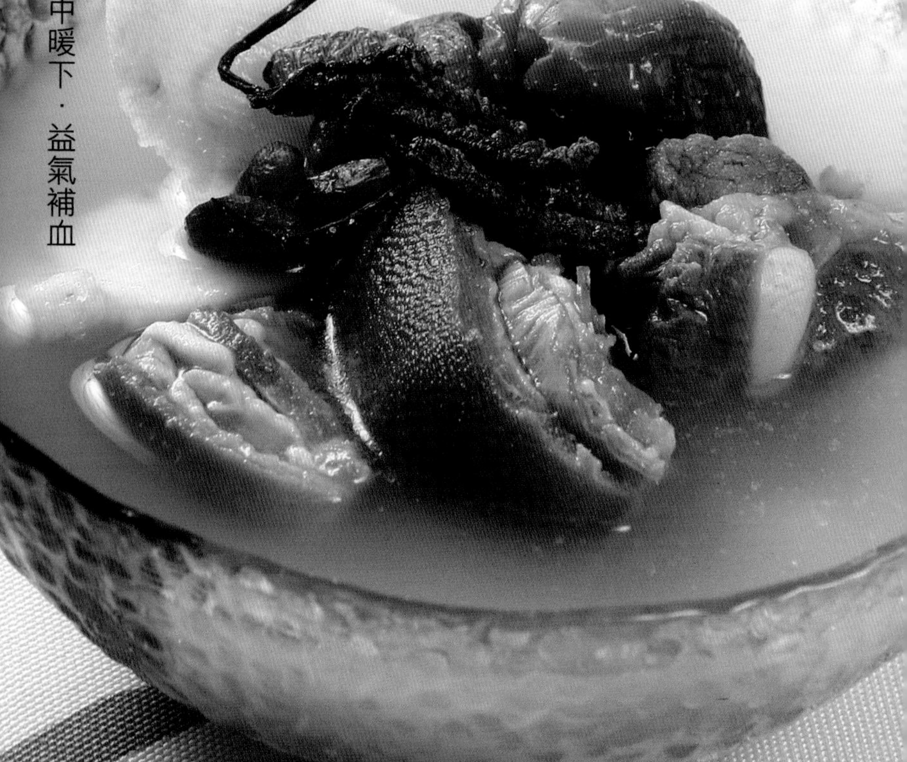

冬蟲夏草紅棗豬肉湯

【功效】 補肝腎·益氣血·補虛損·養心安神

用途 肺腎兩虛、氣血虛耗、腰膝痠軟、虛煩、多夢、驚悸、失眠、遺精、帶下、脾虛久瀉等症。

材料 豬瘦肉 100 克，紅棗 30 克，冬蟲夏草 2 克，薑 1 塊，酒、鹽各適量，上湯 1000 毫升。

做法
1. 豬瘦肉洗淨，切小塊。
2. 冬蟲夏草洗淨；紅棗洗淨，去核；薑洗淨，切片。
3. 豬瘦肉、紅棗、薑片、冬蟲夏草及酒置於煲內，注入上湯，加蓋，大火煮滾，用小火煮約 2 小時，下鹽調味，即可。

食用 四季皆宜。

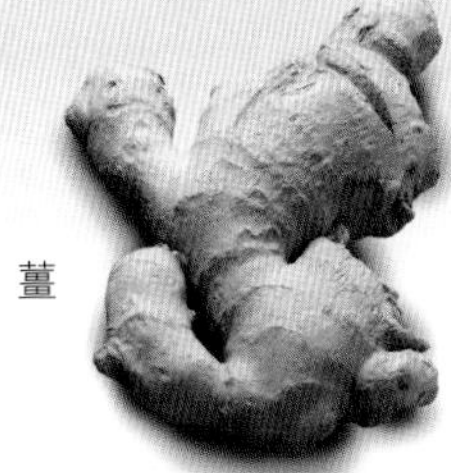
薑

淮山洋參蟲草排骨湯

【功效】 滋陰潤燥·補脾益肺·大補元氣·安神增智

用途 倦怠乏力、面色無華、氣短、冷汗肢涼、骨質疏鬆等症。

材料 豬排骨 500 克，淮山 10 克，花旗參片 5 克，冬蟲夏草 2 克，葱段、薑片各 10 克，酒、鹽、胡椒粉、麻油各適量，芫荽 5 克。

做法
1. 排骨洗淨，斬件，汆水。
2. 冬蟲夏草、淮山、花旗參、葱段、薑片、芫荽分別洗淨，芫荽切碎。
3. 鍋內加入適量水，大火煮滾，放入處理好的材料及酒，再煮滾，撇去泡沫，用小火煮約 2 小時，取出葱段和薑片。
4. 加鹽、胡椒粉，淋麻油，撒芫荽碎，即可。

食用 四季皆宜，尤宜秋、冬、春三季。

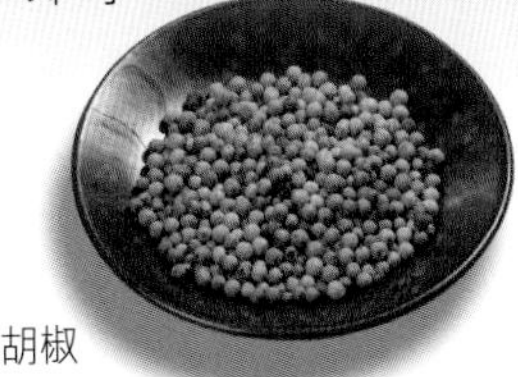
胡椒

冬蟲夏草海參豬骨湯

【功效】補腎益元．健脾養胃．滋陰潤燥．清腸解毒

用途 病後體虛、四肢無力、腰膝痠軟、消化不良、大便乾結等症。

材料 豬骨200克，水發海參150克，山楂20克，冬蟲夏草2克，葱段、薑片各10克，酒少許，鹽、麻油各適量。

做法
1. 冬蟲夏草、葱段、薑片洗淨。
2. 海參洗淨，切塊，汆水。
3. 豬骨洗淨，斬塊，汆水，撈起。
4. 鍋內加適量水，大火煮滾，放入處理好的材料及酒，再煮滾，撇去泡沫，用小火煮至海參熟爛，取出葱段和薑片，下鹽、胡椒粉，淋麻油，即可。

食用 宜春、夏、秋三季。

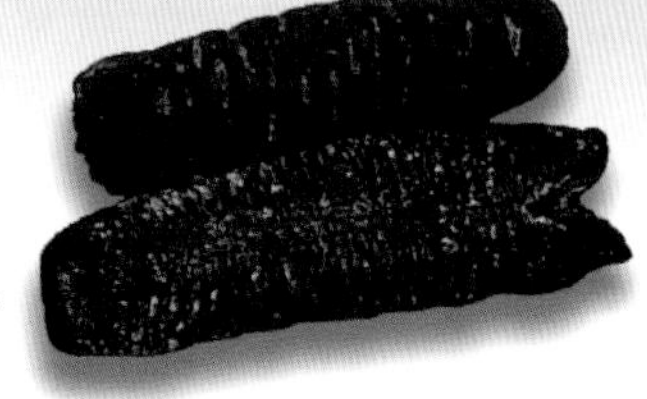
海參

蜜棗杏仁蟲草豬肺湯

【功效】滋陰補腎．潤肺止咳．健胃生津．益氣補血

用途 腰膝痠軟、面容憔悴、氣短乏力、肺熱咳喘、痰少口乾、腸燥便秘等症。

材料 豬肺1個，蜜棗50克，冬蟲夏草2克，南、北杏仁各10克，葱段、薑片各10克，酒少許，鹽、胡椒粉、麻油各適量，冰糖10克。

做法
1. 用水從喉管灌入豬肺，反覆沖洗，直至豬肺變白色，汆水，切小塊，擠去泡沫。
2. 冬蟲夏草、南、北杏仁、葱段、薑片洗淨。
3. 鍋內注入2000毫升水，大火煮滾，放入處理好的材料、冰糖及酒，再煮滾，撇去泡沫，用小火煮2½小時，取出葱段和薑片。
4. 下鹽、胡椒粉，淋麻油，即可。

食用 四季皆宜。

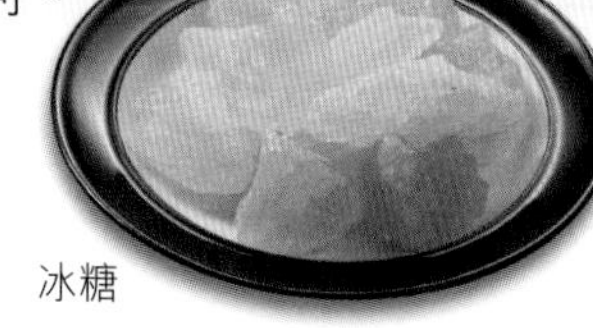
冰糖

黨參靈芝蟲草豬肺湯

用途 肺腎兩虛的久咳、自汗、陽痿、遺精、腰膝疼痛

材料 豬肺 1 個，靈芝、黨參各 15 克，核桃肉（去衣）10 克，冬蟲夏草 3 克，鹽適量。

做法
1. 豬肺用水從喉管灌入，反覆沖洗，洗淨，直至豬肺變白色，將豬肺用白鑊（無油無水）煮 5 分鐘，取出用清水洗淨，切件。
2. 冬蟲夏草、靈芝、黨參、核桃肉洗淨。
3. 將全部材料放煲內，加適量清水，先大火煲 20 分鐘，轉小火煲 2½ 小時，改用大火再煲 10 分鐘，下鹽調味。

食用 佐餐食用，四季皆宜。

【功效】潤肺補腎．益氣養血．補氣養陰

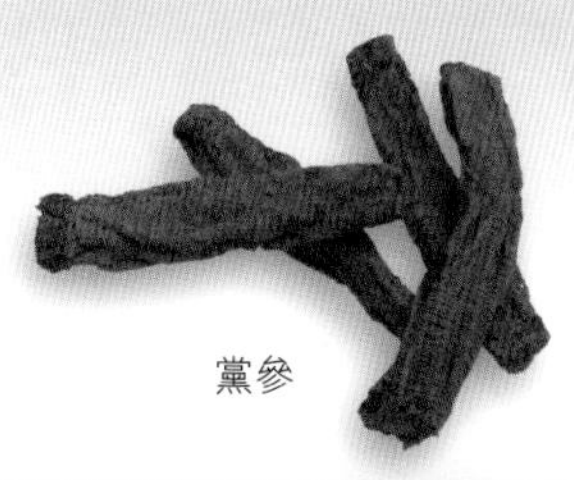
黨參

冬蟲夏草麥冬豬肺湯

用途 肺虛咳嗽、咳血、痰多、便秘等症。

材料 豬肺 1 個（約 1000 克），紅棗 20 克，麥冬、杏仁各 10 克，冬蟲夏草 2 克，葱段、薑片各 10 克，酒少許，鹽、麻油各適量。

做法
1. 冬蟲夏草、麥冬、紅棗、葱段、薑片洗淨，紅棗去核。
2. 杏仁用熱水浸泡，搓去外皮。
3. 豬肺用水從喉管灌入，反覆沖洗，洗淨，汆水，切薄片，擠去泡沫。
4. 豬肺放置於鍋內，注入 2500 毫升水，大火煮滾，撇去泡沫，再加入處理好的其他材料，用小火煮約 1 小時，下鹽，淋麻油，即可。

食用 宜秋、冬、春三季。

【功效】潤肺止咳．化痰排膿．清心除煩．祛熱利濕

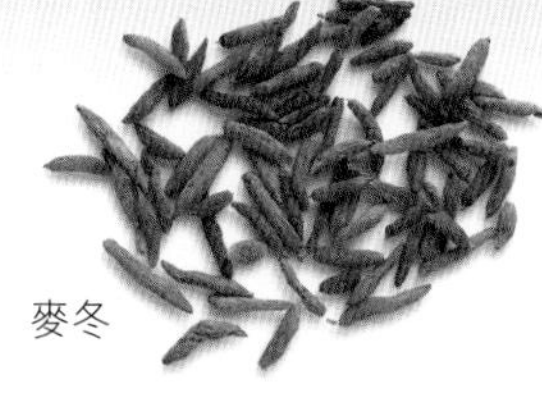
麥冬

冬菇海帶淮杞水魚湯

【功效】滋陰補腎．益精明目．健脾和胃．防癌抗癌

用途 體質虛弱、盜汗、自汗、咳嗽低熱、頭暈目眩等症。

材料 水魚 1 隻（約 500 克），冬菇 5 朵，海帶 10 克，杞子、薏苡仁、淮山各 5 克，冬蟲夏草、人參片各 2 克，葱段、薑片各 10 克，酒少許，鹽、麻油各適量。

做法
1. 水魚洗淨，切塊，汆水。
2. 冬蟲夏草、淮山、人參、薏苡仁、海帶、冬菇、杞子、葱段、薑片分別洗淨。
3. 將處理好的材料及酒置於煲內，注入 1200 毫升水，大火煮滾，改小火煮約 2 小時。
4. 加入杞子，略煮 20 分鐘，取出薑片和葱段，下鹽調味，淋麻油。

食用 四季皆宜，尤宜秋、冬、春三季。

水魚

冬蟲夏草鯽魚湯

【功效】滋陰健脾．益氣補血．減肥嫩膚．利尿消腫

用途 食慾不振、消化不良、大便溏稀、高血壓、高血脂、肥胖、面色無華等症。

材料 鯽魚 2 條，熟筍片 30 克，熟火腿片 25 克，冬蟲夏草 2 克，葱段、薑片各 10 克，酒、醋、鹽、胡椒粉、麻油各適量。

做法
1. 冬蟲夏草、葱段、薑片洗淨。
2. 鯽魚去鰓、鱗及內臟等，洗淨。
3. 燒熱油鍋，放入魚兩面略煎，加酒、葱段及薑片，注入適量水，大火煮滾，撇去泡沫，再放入冬筍及冬蟲夏草，注入上湯，加蓋，用小火煮至湯色乳白。
4. 加醋、筍片、火腿片，大火煮滾，改中火煮約 10 分鐘，取出葱段和薑片，下鹽及胡椒粉，淋麻油。

食用 四季皆宜，尤宜春、夏、秋三季。

冬蟲夏草蝦仁湯

【功效】補腎壯陽．填精益髓

用途 適用於腎虛所致陽痿早泄、四肢痠軟、性慾減退、食慾不振。

材料 蝦仁 30 克，冬蟲夏草 10 克，蒜頭、薑片、鹽各適量。

做法
1. 將蝦仁、冬蟲夏草、蒜頭、薑片洗淨。
2. 將以上材料一同放入砂鍋，加清水適量，大火煮滾，改小火煮 30 分鐘，下鹽調味。

食用 四季皆宜，飲湯吃蝦和冬蟲夏草。

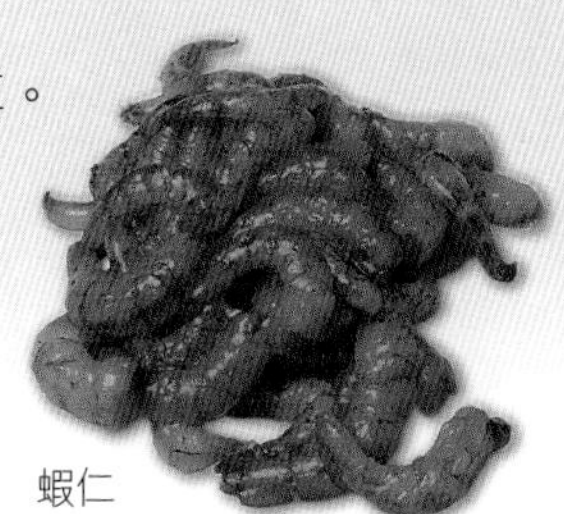

蝦仁

淮杞蟲草田雞湯

【功效】滋補養生．養顏美容．延年益壽．增強體力

用途 解毒利水、增強體質、健脾消腫。

材料 田雞 4 隻，淮山 15 克，杞子 10 克，冬蟲夏草 3 克，鹽適量。

做法
1. 田雞剖開，去內臟、雜質，洗淨，切塊。
2. 冬蟲夏草、淮山、杞子均洗淨。
3. 將處理好的材料放入鍋中，加適量清水，大火煮滾，轉小火煮 30 分鐘，下鹽調味。

食用 佐餐食用，四季皆宜。

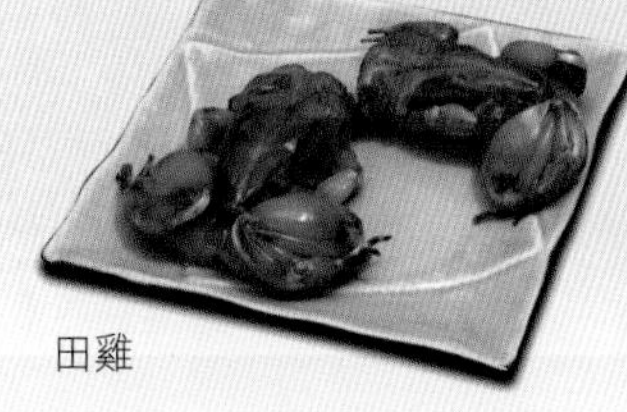

田雞

「頭草」和「二草」

菌孢把蟲體作為養料，生長迅速，蟲體一般為 4-5 厘米，菌孢一天之內即可長至蟲體的長度，這時的蟲草稱為「頭草」，質量最好；第二天菌孢長至蟲體的兩倍左右，稱為「二草」，質量次之。

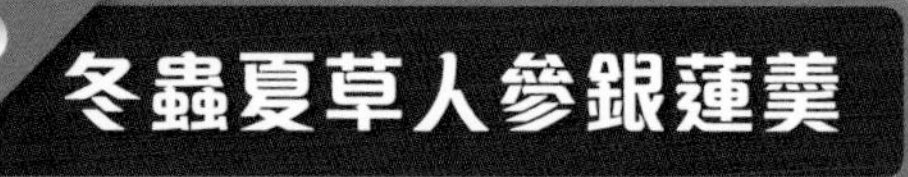

冬蟲夏草人參銀蓮羹

【功效】補氣・滋陰・固精益腎

用途 久咳、早泄、面黃、皮膚乾燥。

材料 蓮子 10 克，雪耳 5 克，冬蟲夏草、人參各 3 克，鹽適量。

做法
1. 冬蟲夏草、人參、蓮子洗淨；雪耳浸發，去蒂，洗淨，撕成小朵。
2. 所有材料放入鍋中，加適量水，煮 1 小時，下鹽調味。

食用 四季皆宜。

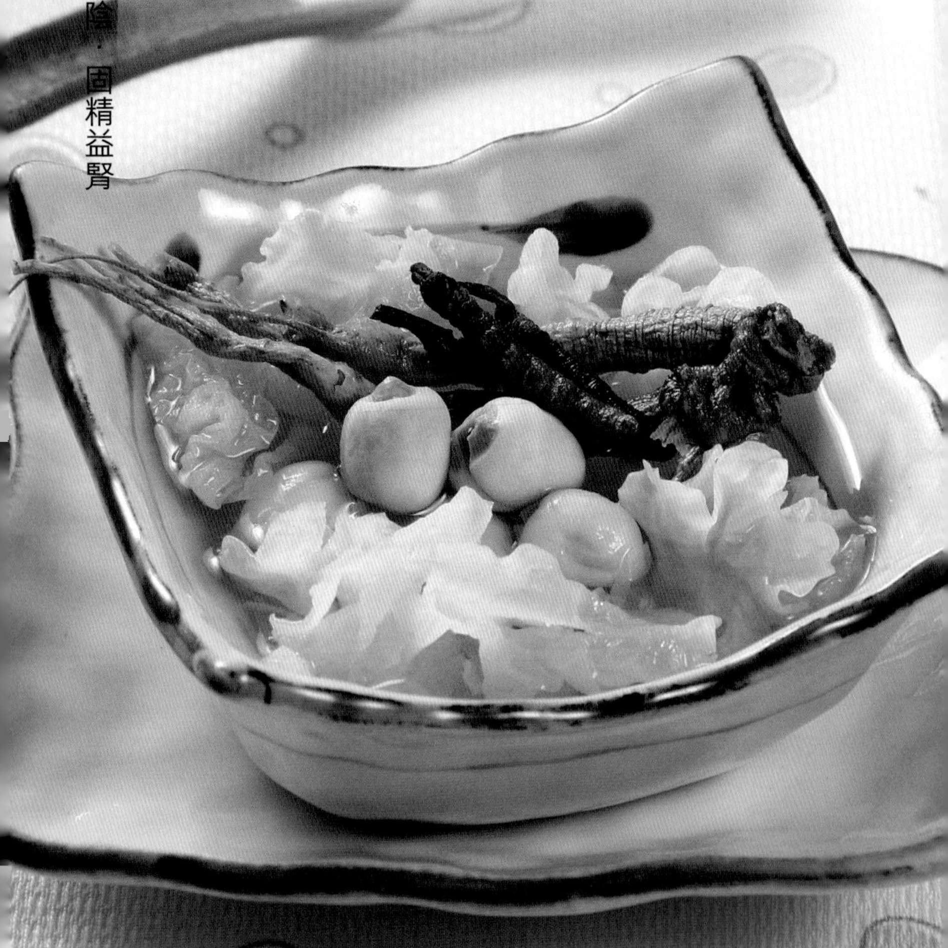

鹿筋花膠蟲草湯

【功效】補腎益精．強壯筋骨

用途 頭暈目眩、耳鳴、腰膝痠軟、手足心熱、男子遺精、女子月經不調。

材料 花膠、鹿筋各 50 克，續斷 10 克，冬蟲夏草 4 克，薑 2 片，紅棗 2 顆，鹽適量。

做法
1. 花膠浸透發開，洗淨，切塊。
2. 鹿筋去淨蹄甲和毛，洗淨，用滾水浸泡，水冷換滾水，反覆多次，待鹿筋發脹，去筋膜，切段。
3. 冬蟲夏草、川續斷、生薑、紅棗分別洗淨，紅棗去核。
4. 將全部材料放入鍋中，加適量清水，大火煲至水滾，改中火煲約 3 小時，下鹽調味。

食用 飲湯及吃鹿腳筋，佐餐食用，四季皆宜。

冬蟲夏草海鮮羹

【功效】滋腎潤肺．健脾開胃

用途 陰虛火旺、肺虛乾咳、食慾不振、大便秘結等症。

材料 萵筍 100 克，鮮海參、鮮蠔各 25 克，蝦仁、鮑魚、魷魚、墨魚各 10 克，冬蟲夏草 2 克，鹽、胡椒粉、麻油各適量，上湯 2000 毫升。

做法
1. 海參、鮮蚝、蝦仁、鮑魚、魷魚及墨魚洗淨，海參、鮮蠔及魷魚切薄片。
2. 萵筍洗淨，切小塊；冬蟲夏草洗淨。
3. 將處理好的所有材料置於鍋內，注入上湯，大火煮滾，改小火煮約 1 小時，加入胡椒粉，下鹽調味，淋麻油，即可。

食用 宜春、夏、秋三季。

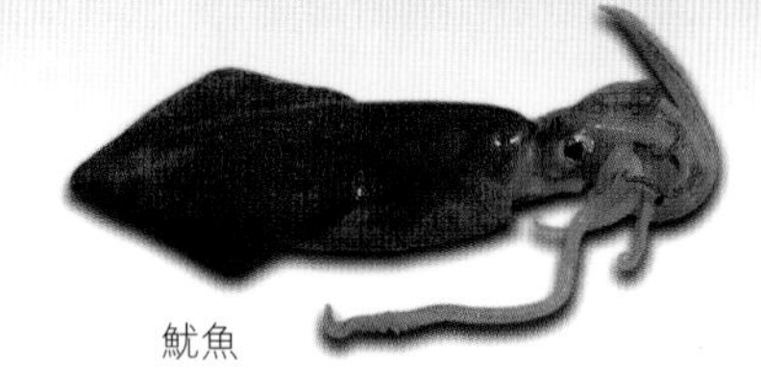

魷魚

百合紅棗蟲草雪蛤羹

【功效】補氣．滋陰

用途 面黃、皮膚乾燥。

材料 鮮百合、紅棗各 10 克，冬蟲夏草、雪蛤各 3 克，糖適量。

做法
1. 雪蛤泡發，去除黑色的膜，洗淨。
2. 冬蟲夏草、百合洗淨；紅棗洗淨，去核。
3. 把處理好的材料放入燉盅，加適量水，隔水燉 45 分鐘，加入糖，即可。

食用 四季皆宜。

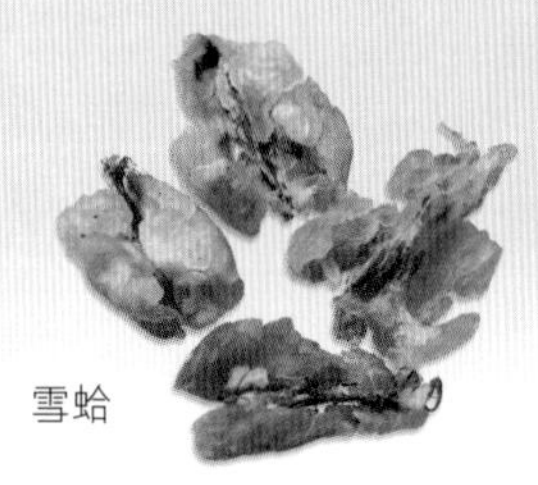

雪蛤

冬蟲夏草洋參燕窩羹

【功效】補氣．滋陰

用途 面黃、皮膚乾燥、喉嚨乾燥。

材料 冬蟲夏草、花旗參、燕窩各 3 克，鹽適量。

做法
1. 燕窩泡軟，挑去雜毛，洗淨。
2. 冬蟲夏草、花旗參洗淨，泡軟。
3. 把處理好的材料放入燉盅，加適量水，隔水燉 30 分鐘，下鹽調味。

食用 四季皆宜。

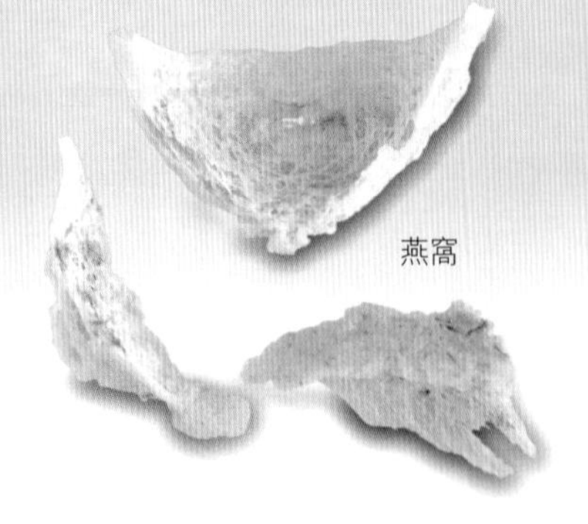

燕窩

冬蟲夏草薏仁百合羹

用途 久咳虛喘、氣短聲低、體虛乏力、肢冷畏寒等症。

材料 薏苡仁、百合各 10 克，冬蟲夏草 2 克，鹽適量。

做法
1. 將薏苡仁、百合、冬蟲夏草洗淨。
2. 放入鍋內，加水 1000 毫升，大火煮滾，用小火煮約 2 小時，直到煮成糊狀，下鹽調味。

食用 四季皆宜，尤宜春、夏、秋三季。

【功效】健脾開胃．補腎潤肺．止咳平喘

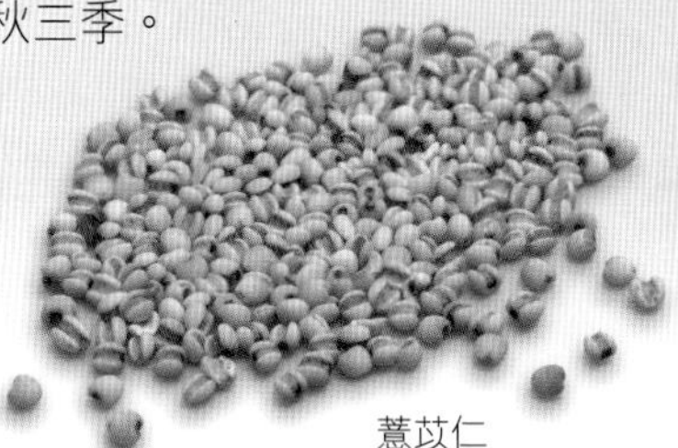
薏苡仁

冬蟲夏草燉豬瘦肉

用途 貧血、遺精、陽痿、早泄等症。

材料 豬瘦肉 1000 克，冬蟲夏草 2 克，葱段 10 克，薑片 6 克，酒 20 毫升，鹽適量，上湯 1000 毫升。

做法
1. 豬瘦肉洗淨，切小塊，汆水，撈起。
2. 冬蟲夏草、葱段、薑片洗淨。
3. 冬蟲夏草和豬瘦肉放入燉盅，加葱段、薑片、酒、上湯，加蓋，隔水燉約 2 小時取出，棄去葱段和薑片，下鹽調味，即可。

食用 四季皆宜。

【功效】益氣補血．強腎補精

最早記載冬蟲夏草的醫藥書籍

《本草綱目》中未有記載冬蟲夏草，最早記載的是清朝汪昂著的《本草備要》，描述道：「冬蟲夏草，甘平，保肺益腎，止血化痰，止勞咳。四川嘉定府所產者佳。冬在土中，形如老蠶，有毛能動，至夏則毛出土上，連身俱化為草。若不取，至冬復化為蟲」。

冬蟲夏草淮山燉烏雞

【功效】滋陰益氣．補腎潤肺．抗癌延衰

用途 糖尿病、高血壓、咳嗽、盜汗、肺癌等症。

材料 烏雞1隻，淮山、紅棗各20克，冬蟲夏草2克，葱段、薑片各5克，酒、鹽、胡椒粉、麻油各適量。

做法
1. 烏雞洗淨，汆水，洗淨。
2. 冬蟲夏草、淮山、紅棗、葱段、薑片洗淨，紅棗去核。
3. 部分冬蟲夏草、葱段及薑片放入雞腹內，置於燉盅中，其餘的冬蟲夏草及淮山覆蓋烏雞，注入2000毫升水，再加入紅棗、酒及胡椒粉，大火煮滾，轉小火煮3小時。
4. 待湯汁稠濃時，下鹽，淋麻油，即可。

食用 四季皆宜，尤宜秋、冬、春三季。

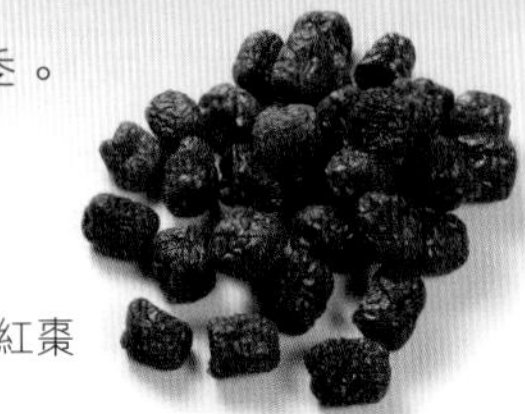
紅棗

蟲草冬菇火腿燉水魚

【功效】益肺補腎．大補元氣

用途 產後、病後體虛、老年體弱所致的神疲乏力、頭暈目花、腰膝痠軟。

材料 水魚1隻，火腿片40克，熟冬菇6朵，冬蟲夏草2克，葱頭10克，薑片5克，酒、白糖、鹽、胡椒粉各適量，上湯1000毫升。

做法
1. 水魚去內膜，洗淨，汆水。
2. 冬蟲夏草和火腿片洗淨，填入水魚腹部；葱頭、薑片洗淨。
3. 水魚放燉盅內，加葱頭、薑片、白糖、酒，注入上湯，加蓋，隔水大火燉約2小時，棄去葱頭和薑片。
4. 下鹽、胡椒粉調味，熟冬菇放水魚背上，即可。

食用 宜秋、冬、春三季。

注意事項：忌與莧菜同食。

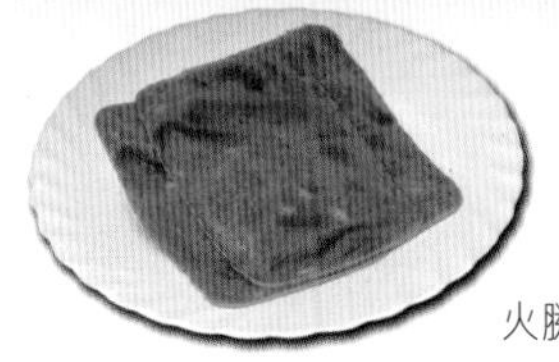
火腿

桂圓淮杞蟲草燉水魚

用途 體質虛弱、盜汗、自汗、咳嗽低熱、頭暈目眩等症。

材料 水魚1隻，豬瘦肉200克，桂圓肉20克，淮山10克，杞子5克，冬蟲夏草2克，葱段、薑片各10克，酒少許，鹽、油各適量，上湯1000毫升。

做法
1. 水魚去內膜，與豬瘦肉分別洗淨，切塊，汆水。
2. 冬蟲夏草、杞子、淮山、桂圓肉及葱段、薑片洗淨。
3. 水魚放燉盅內，加入處理好的其他材料，注入上湯，加蓋，隔水燉約2小時，棄去葱段和薑片，下鹽調味。

食用 四季皆宜，尤宜秋、冬、春二季。

【功效】滋陰補腎．益胃養血．補肝明目

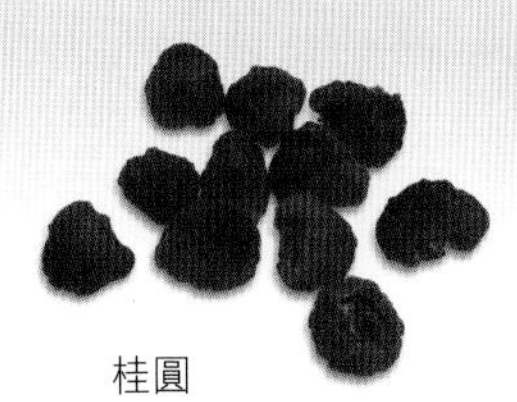
桂圓

冬蟲夏草紅棗燉水魚

用途 腰膝痠軟、遺精、早泄、身倦乏力、虛煩不眠、自汗、盜汗、子宮脱垂、月經不調。

材料 水魚1隻，紅棗40克，冬蟲夏草2克，葱段、薑片各10克，蒜頭4瓣，酒少許，鹽適量，上湯1000毫升。

做法
1. 水魚去內膜，洗淨，切四大塊，汆水。
2. 冬蟲夏草、紅棗、葱段、薑片、蒜頭洗淨，紅棗去核。
3. 水魚放燉盅內，上放冬蟲夏草、紅棗，加入葱段、薑片、蒜頭、酒，注入上湯，加蓋，隔水大火燉約2小時，棄去葱段和薑片，下鹽調味。

食用 宜秋、冬、春三季，尤宜冬季。

注意事項：外感發燒忌食。忌與莧菜同食。

【功效】補腎益精．調經止帶．滋陰退熱．益氣生津

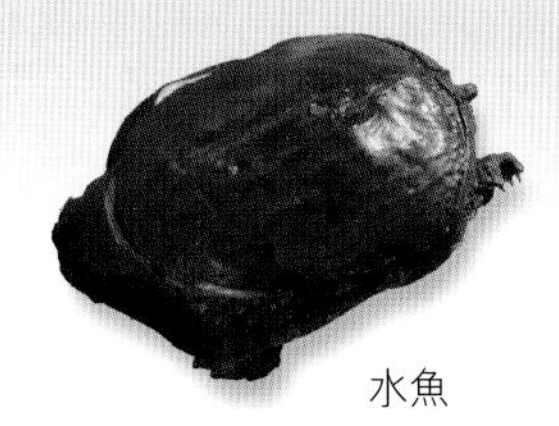
水魚

清燉冬蟲夏草鱔魚

【功效】滋陰壯陽．養血通絡．補氣固脫

用途 體虛乏力陽痿、遺精、虛勞咳嗽、氣虛脫肛、內痔出血、子宮脫垂等症。

材料 白鱔1條（約500克），水發冬菇、冬筍、火腿片各25克，冬蟲夏草2克，生粉、豆苗各20克，葱段、薑片各5克，酒、鹽各適量，上湯600毫升。

做法
1. 白鱔去頭、骨及內臟，洗淨，汆水，切段，背面劃十字花紋。
2. 冬菇、冬筍用熱水浸泡30分鐘，洗淨，均切薄片；冬蟲夏草、豆苗、葱段、薑片洗淨。
3. 白鱔放燉盅內，冬菇、冬筍、火腿、葱段、薑片及冬蟲夏草撒在魚面上，加入酒、鹽，注入400毫升上湯，隔水大火蒸約40分鐘，棄去葱段和薑片。
4. 注入燉盅內的原湯至鍋中，再注入200毫升上湯，大火煮滾，生粉勾芡，澆在魚上，撒上豆苗，即可。

食用 四季皆宜，尤宜秋、冬、春三季。

冬蟲夏草冬菇燉鱔段

【功效】滋陰養血．補氣固脫

用途 虛勞咳嗽、氣虛脫肛、內痔出血、婦女勞傷、子宮脫垂等症。

材料 白鱔1條（約500克），水發冬菇、火腿片各50克，冬筍30克，冬蟲夏草2克，葱段、薑片各10克，酒15毫升，蒜、鹽、胡椒粉、麻油各適量，上湯750毫升。

做法
1. 白鱔洗淨，除去頭部和內臟，切段，汆水，撈出用水洗淨黏液。
2. 冬蟲夏草、葱段、薑片洗淨；冬菇、冬筍及火腿均切成片；蒜頭去外衣，拍碎。
3. 將處理好的材料放砂鍋內，注入上湯，加蓋，大火煮滾，用小火煮30分鐘，取出葱段、薑片及蒜頭。
4. 其餘材料再置於燉盅內，淋麻油隔水小火燉約2小時取出，下鹽、胡椒粉調味。

食用 四季皆宜，尤宜秋、冬、春三季。

菊花蓮子蟲草燉鮑魚

用途 頭痛、眩暈、目赤、慢性支氣管炎、肺結核等症。

材料 鮑魚 150 克，菜心 50 克，菊花 30 克，蓮子肉 20 克，紅車厘子 10 克，冬蟲夏草 2 克，葱段 15 克，薑片 5 克，酒少許，鹽、胡椒粉、油各適量，上湯 500 毫升。

做法
1. 鮑魚洗淨，切薄片；菊花用淡鹽水浸泡，洗淨；菜心洗淨，用鹽水汆熟。
2. 冬蟲夏草、蓮子、紅車厘子、葱段、薑片洗淨。
3. 鮑魚、冬蟲夏草、蓮子、葱段、薑片、酒、胡椒粉及油放燉盅內，注入上湯，隔水大火蒸約 30 分鐘取出。
4. 放置菜心至燉盅內，再加入菊花，撒上車厘子，下鹽調味。

食用 四季皆宜，尤宜春、夏、秋三季。

鮑魚

【功效】疏風清熱·明目解毒·養心安神·止咳定喘

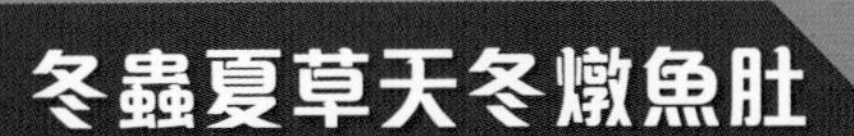

冬蟲夏草天冬燉魚肚

用途 陰虛發熱、咳嗽吐血、便秘、月經不調。

材料 魚肚 300 克，天冬 20 克，葱段 10 克，薑片 5 克，冬蟲夏草2克，酒少許，鹽、胡椒粉、油各適量，上湯500毫升。

做法
1. 魚肚、天冬浸泡 1 夜，切薄片；冬蟲夏草、葱段、薑片洗淨。
2. 魚肚、天冬、冬蟲夏草、葱段、薑片及酒拌勻 30 分鐘，加入胡椒粉和油。
3. 放置於燉盅內，注入上湯，隔水大火蒸約 20 分鐘，下鹽調味。

食用 四季皆宜，尤宜春、夏、秋三季。

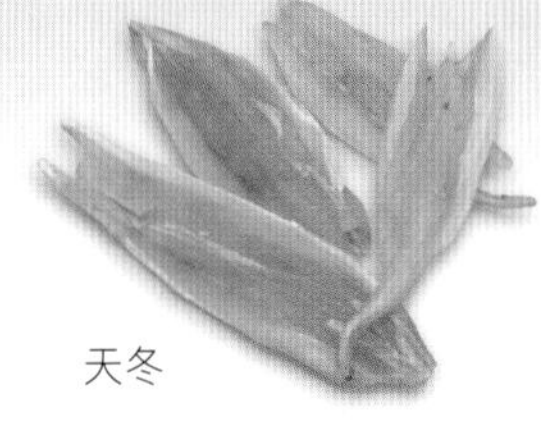

天冬

【功效】補腎益精·潤肺生津·滋陰清熱·養筋通脈

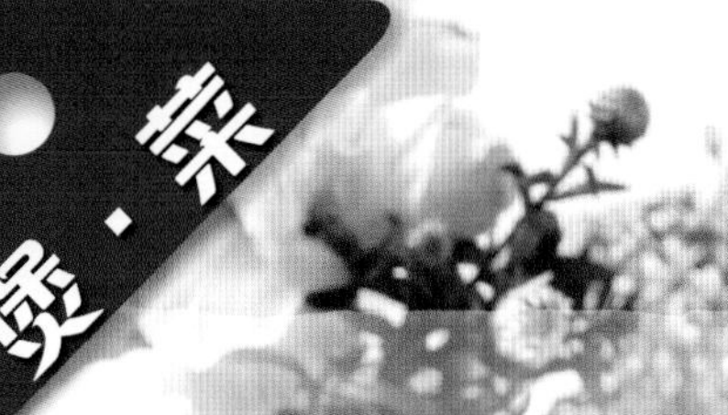

冬蟲夏草海參鴨

【功效】補腎潤肺．止咳平喘．養血潤燥

用途 對體虛、自汗、神疲少食的癌症患者有增加營養和輔助治療的作用。

材料 光鴨 1 隻（約 1000 克），海參 12 克，冬蟲夏草 2 克，酒 10 毫升，薑片 5 克，鹽適量。

做法
1. 鴨去腸臟，洗淨，汆水。
2. 冬蟲夏草、薑片洗淨；海參浸軟，洗淨，切絲。
3. 放置冬蟲夏草和海參至鴨肚內，加酒、薑片，注入 1000 毫升水，隔水蒸約 2 小時至鴨肉熟爛，取出，下鹽調味。

食用 四季皆宜，尤宜春、夏、秋三季。

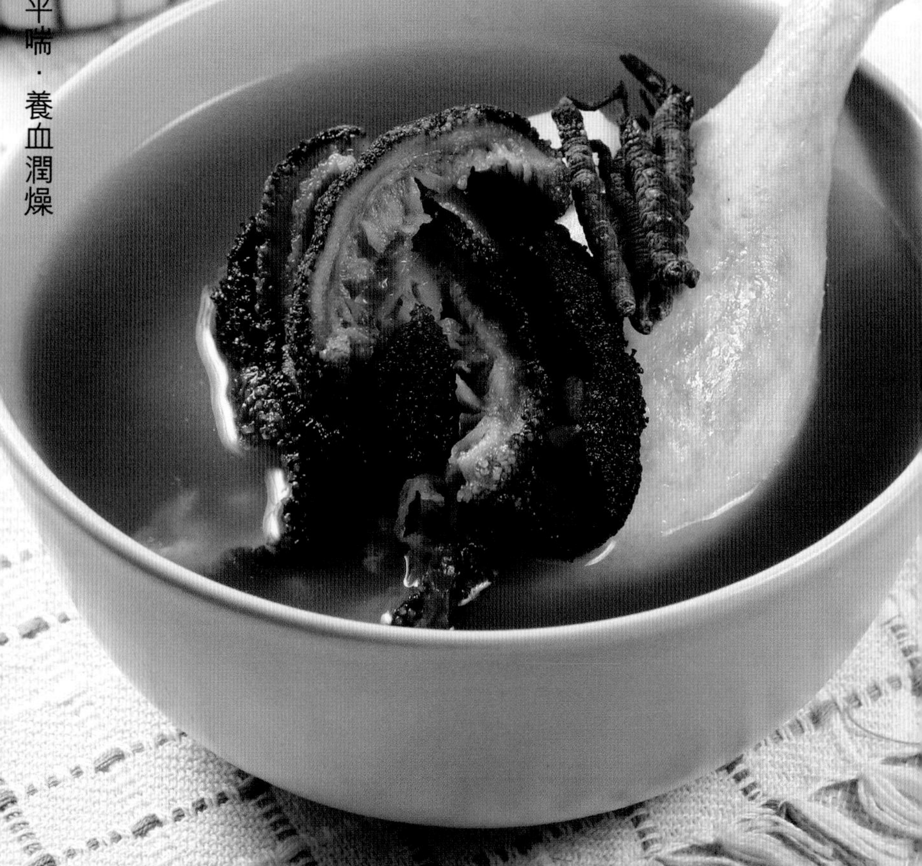

人參蟲草煲老鴨

【功效】滋腎潤肺．生津止渴．祛痰止咳．大補元氣

用途 陽痿、遺精、腰膝痠軟、體冷肢涼、肺結核、肺心病、咳喘多痰。

材料 老鴨 1 隻（約 1500 克），人參片 10 克，冬蟲夏草 2 克，葱段、薑片各 10 克，酒少許，鹽適量，上湯 2500 毫升。

做法
1. 冬蟲夏草、葱段、薑片洗淨；人參潤透。
2. 老鴨洗淨，汆水。
3. 酒和鹽抹在鴨上，冬蟲夏草、人參、葱段及薑片放入鴨腹內，鴨放砂鍋中，注入 2500 毫升上湯，加蓋。
4. 砂鍋置大火上煮滾數分鐘，撇去泡沫，再轉小火煮 2 小時，即可。

食用 宜秋、冬、春三季。

注意事項：外感發燒及婦女經期停食。

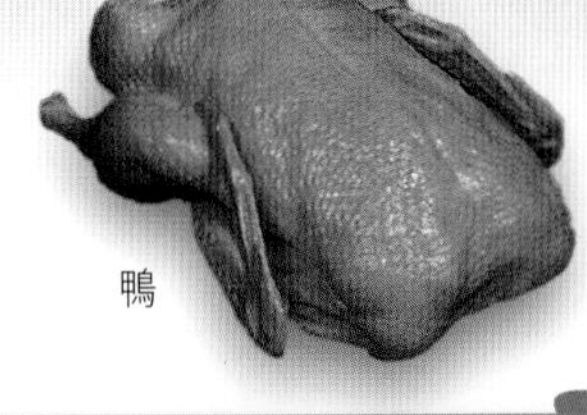
鴨

百合蟲草鴨肉煲

【功效】滋陰補腎．潤肺止咳．清心安神．涼血解毒

用途 腎虛遺精、痰喘咳嗽、失眠多夢等症。

材料 鴨肉 250 克，百合 18 克，冬蟲夏草 2 克，葱段、薑片各 10 克，酒少許，鹽、胡椒粉、麻油各適量。

做法
1. 冬蟲夏草、百合、葱段、薑片洗淨。
2. 鴨肉洗淨，切小塊，汆水。
3. 鴨肉放砂鍋中，注入 1500 毫升水，再加入冬蟲夏草、酒、葱段及薑片，加蓋。
4. 砂鍋置大火上煮滾數分鐘，撇去泡沫，轉小火煮 30 分鐘，下鹽及胡椒粉，淋麻油，即可。

食用 四季皆宜。

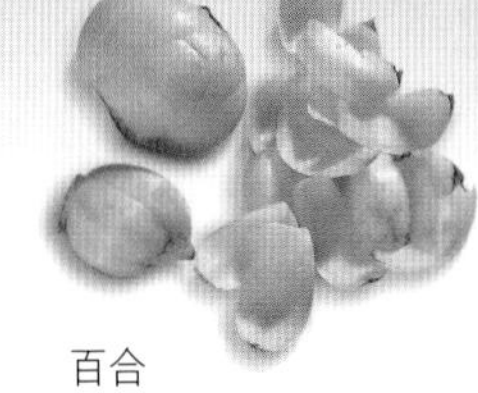
百合

川貝蟲草水鴨煲

【功效】補腎益肺．滋陰潤燥．祛痰止咳

用途 腰膝痠軟、遺精、陽痿、咳嗽氣喘、老年人慢性氣管炎、肺結核、肺癌。

材料 水鴨 1 隻（約 1500 克），川貝母 12 克，冬蟲夏草 2 克，葱段、薑片各 10 克，酒少許，鹽、胡椒粉、麻油各適量。

做法
1. 冬蟲夏草、川貝母、葱段、薑片洗淨。
2. 水鴨洗淨，汆水。
3. 葱段及薑片放入鴨腹內，水鴨放砂鍋中，再加入冬蟲夏草和川貝母，注入 2500 毫升水及酒，加蓋。
4. 砂鍋置大火上煮滾數分鐘，撇去泡沫，轉小火煮 2 小時，下鹽及胡椒粉，淋麻油，即可。

食用 四季皆宜。

川貝

冬蟲夏草燉雞塊

【功效】滋腎潤肺．益氣補血．健脾益胃．清熱解暑

用途 氣血不足、腎陰虧虛、食慾不振、消渴、瀉泄等症。

材料 雞肉 250 克，葱段、薑片各 10 克，冬蟲夏草 2 克，鹽、胡椒粉各適量。

做法
1. 雞肉洗淨，切塊，放入加了一半葱段、薑片及少許胡椒粉的滾水中，汆水，撈起瀝乾，放入燉盅。
2. 冬蟲夏草洗淨，分散在雞肉上，加入剩下的葱段和薑片，再注入 600 毫升水，加蓋，隔水用大火蒸約 1 小時取出。
3. 過濾燉盅的材料至另一湯鍋內，棄去葱段和薑片，下鹽、胡椒粉，煮滾後再倒入燉盅內，即可。

食用 四季皆宜，尤宜秋、冬、春三季。

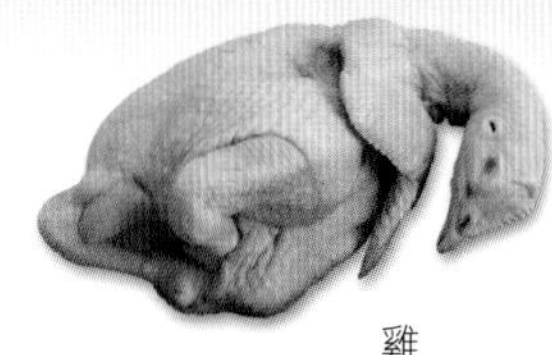

雞

巴戟鎖陽蟲草煲烏雞

用途 腎陰虛引起的性慾減退、精力不足等症。

材料 烏雞肉350克，巴戟、鎖陽、黃精各20克，白芷3克，冬蟲夏草2克，鹽、胡椒粉、麻油各適量。

做法
1. 烏雞肉洗淨，汆水，洗淨。
2. 巴戟、鎖陽、黃精及白芷洗淨後裝入紗袋，紮緊袋口；冬蟲夏草洗淨。
3. 烏雞肉、紗袋及冬蟲夏草放入砂鍋內，注入1200毫升水，加蓋，大火煮滾，轉小火煮2小時，揀出紗袋，下鹽及胡椒粉，淋麻油，即可。

食用 四季皆宜，尤宜秋、冬、春三季。

【功效】秘精益氣．補腎壯陽．增強雄激素

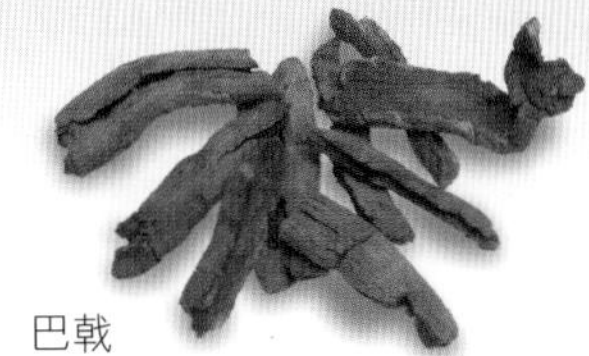
巴戟

清蒸冬蟲夏草素雞

用途 肺虛咳喘、大便秘結、肥胖症等症。

材料 素雞500克，水發冬菇50克，薑片10克，冬蟲夏草2克，酒少許，鹽、胡椒粉各適量，上湯800毫升。

做法
1. 素雞斜切成薄片；冬蟲夏草、冬菇、薑片洗淨，冬菇去蒂。
2. 冬蟲夏草、薑片間隔放在素雞中間，排放在湯碗中，再加入冬菇，注入上湯，隔水蒸約30分鐘取出，棄去薑片。
3. 將湯碗內的原湯濾至鍋中，大火煮滾，下鹽、胡椒粉及酒，調成味汁。
4. 倒入味汁至素雞碗內，即可。

食用 四季皆宜，尤宜春、夏、秋三季。

【功效】滋陰補虛．化痰消積．健脾和胃．益氣減肥

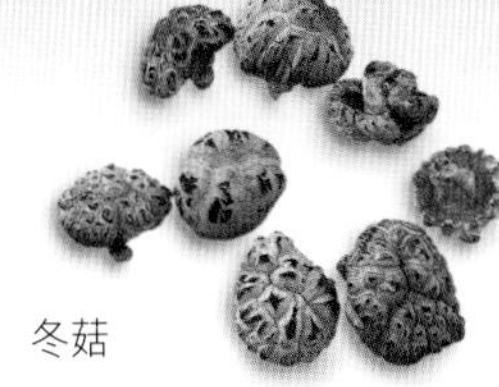
冬菇

冬蟲夏草瘦肉煲烏雞

用途 氣血虧虛而致的身體虛弱、動則短氣、心煩失眠、面色無華等症。

材料 烏雞肉 250 克，豬瘦肉 100 克，冬蟲夏草 2 克，葱段、薑片各 5 克，鹽、胡椒粉、麻油各適量。

做法
1. 烏雞肉、豬瘦肉分別洗淨，汆水，切塊。
2. 冬蟲夏草、葱段、薑片洗淨。
3. 烏雞肉、豬瘦肉及冬蟲夏草放入砂鍋內，注入 1200 毫升水，加蓋，大火煮滾，轉小火煮 2 小時，揀出紗袋。
4. 下鹽及胡椒粉，淋麻油，即可。

食用 四季皆宜。

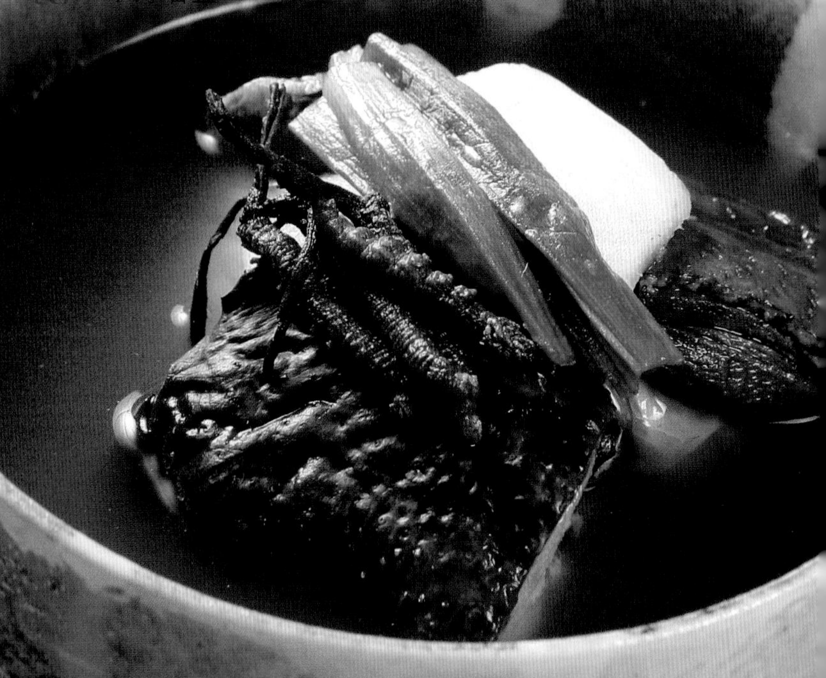

上湯冬蟲夏草蒸素燕

用途 咳嗽、痰多喘促、未老先衰、面色無華、小便不利、高血壓。

材料 去皮冬瓜 400 克，火腿絲 25 克，冬蟲夏草 2 克，鹽、胡椒粉、生粉、麻油各適量，上湯 1000 毫升。

做法
1. 冬瓜洗淨，切細絲，汆熟，撲上生粉，略汆燙，撈出過冷水，再撲上生粉，抖散下鍋。為防相互黏連，應分幾次放入，用筷子撥散，燙熟，見冬瓜絲晶瑩剔透，即成素燕，撈出過冷水。
2. 冬蟲夏草洗淨，切碎。
3. 注入上湯於鍋中，大火煮滾，離火。素燕和冬蟲夏草碎放燉盅中，注入上湯，隔水蒸約 30 分鐘，下鹽、胡椒粉，淋麻油，即可。

食用 四季皆宜。

冬瓜

【功效】滋陰清熱．止咳除痰．祛濕利尿．美容抗衰

冬蟲夏草蒸雞蛋

用途 病後體虛、久不復原、身體虛弱。

材料 雞蛋 2 隻，冬蟲夏草 2 克，冰糖 35 克。

做法
1. 冬蟲夏草洗淨，瀝乾，切碎。
2. 冰糖用少量水融化，打入雞蛋，調成蛋漿。
3. 冬蟲夏草碎放雞蛋碗內，拌勻，隔水蒸熟，即可。

食用 四季皆宜。

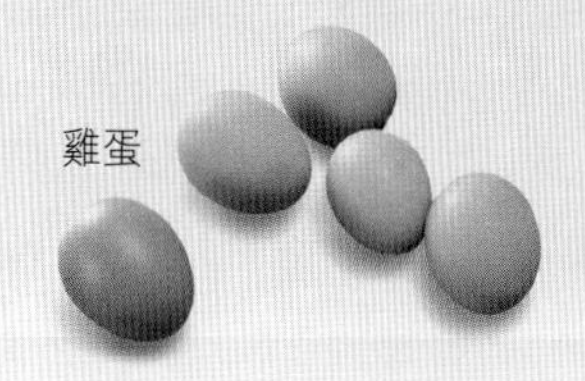
雞蛋

【功效】補肺益腎．養血安神

冬蟲夏草的採挖

採挖冬蟲夏草一般在每年的五月下旬至六月上旬，高原冰雪開始消融，當地牧民身揹草筐，手拿鐵鏟，尋覓到蟲草的植株後掘地 10-20 厘米即可挖出完整的蟲草。還要小心翼翼地將挖出的蟲體剝去泥土和膜皮，晾乾。採集的時間要求是很嚴格的，如果採挖過遲，則土中的蟲體枯萎而不合藥用。

冬蟲夏草紅參燉羊肉

【功效】益腎添精．潤肺健脾．祛濕御寒．大補元氣

用途 陽痿、遺精、腰膝痠軟、久咳虛喘、氣短聲低、體虛乏力、肢冷畏寒等症。

材料 羊肉 400 克，豬瘦肉 250 克，紅參片 5 克，冬蟲夏草 2 克，陳皮 10 克，葱段、薑片各 10 克，酒少許，鹽適量，冰糖 50 克。

做法
1. 冬蟲夏草、葱段、薑片、陳皮洗淨，陳皮浸軟，去瓤。
2. 紅參片加熱回軟；冰糖搗成碎塊。
3. 羊肉洗淨，切大塊，放入加葱段、薑片、陳皮、酒的滾水中，汆水。
4. 羊肉放燉盅內，加冬蟲夏草、紅參、鹽及冰糖，再注入 600 毫升水，加蓋，隔水燉約 2 小時，取出即可。

食用 宜冬季食。

注意事項：暑熱天忌食。
外感發燒及婦女經期停食。

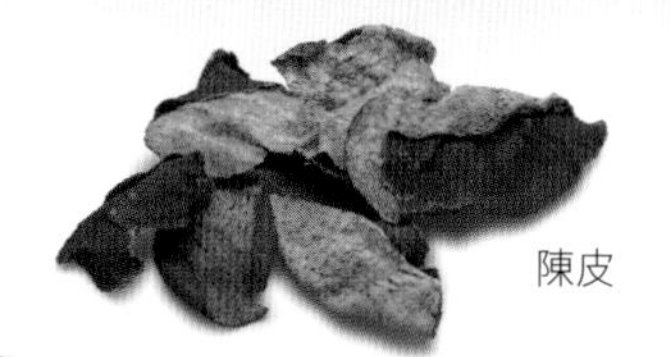

陳皮

冬蟲夏草杞子煲排骨

【功效】補中益氣．養血填精．添髓豐肌．止咳平喘

用途 失眠健忘、頭暈目眩、肺癆久咳等症。

材料 豬排骨 500 克，冬蟲夏草 2 克，杞子、葱段、薑片、酒各 10 克，生抽、鹽、胡椒粉各適量。

做法
1. 豬排骨洗淨，斬件，汆水，撈出。
2. 冬蟲夏草、杞子、葱段、薑片洗淨。
3. 加油於熱鍋中，下葱段、薑片爆香，加入酒、水、生抽、排骨及冬蟲夏草，大火煮滾，撇去泡沫，轉小火煮 30 分鐘。
4. 再加入杞子，略煮 5 分鐘，下鹽、胡椒粉，即可。

食用 四季皆宜。

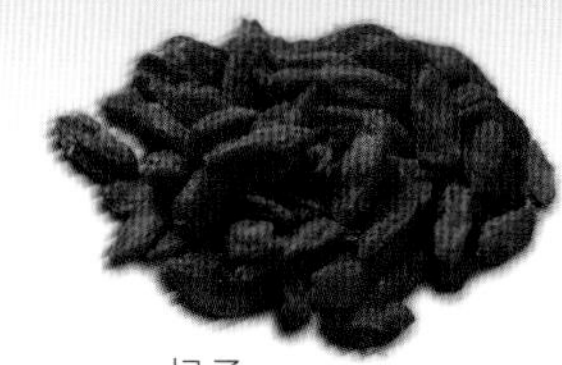

杞子

薏仁芡實白果煲豬腳

用途 頭暈目眩、咳嗽氣短、神疲乏力、婦女脾虛型白帶，以及骨折型兼風濕、關節屈伸不利、氣血未暢所致痠痛等症。

材料 豬腳 2 隻（約 750 克），薏苡仁 120 克，芡實、白果各 20 克，冬蟲夏草 2 克，葱段、薑片各 10 克，酒少許，鹽適量。

做法
1. 冬蟲夏草、薏苡仁、芡實、白果、葱段、薑片洗淨。
2. 豬腳刮洗乾淨，斬塊，汆水。
3. 將處理好的材料放砂鍋內，注入適量水，大火煮滾，撇去泡沫，用小火煮至豬腳熟爛，取出葱段和薑片，下鹽，即可。

食用 宜秋、冬、春三季

【功效】滋陰養血．潤肺利水．補肺益胃．強筋健骨

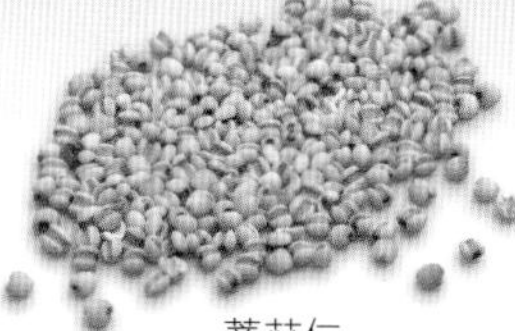
薏苡仁

冬蟲夏草菊花煲豬肘

用途 心悸健忘、體倦神疲、氣虛血少、失眠多夢、食慾不振。

材料 豬肘肉 500 克，紅蘿蔔 50 克，鮮菊花 25 克，淮山 20 克，冬蟲夏草 2 克，葱段、薑片各 10 克，酒、鹽、胡椒粉各適量。

做法
1. 冬蟲夏草、淮山、葱段及薑片洗淨；菊花瓣撕下，用鹽水略浸，洗淨；紅蘿蔔洗淨，去皮，切小塊。
2. 豬肘肉去毛，洗淨，切大塊，汆水。
3. 豬肘肉、冬蟲夏草、淮山、紅蘿蔔、酒、葱段及薑片放煲內，注入 2500 毫升水，大火煮滾，用小火煮約 1½ 小時。
4. 加入菊花、鹽及胡椒粉，即可。

食用 宜秋、冬、春三季。

【功效】益肺腎．健脾胃．滋補氣血．養心安神

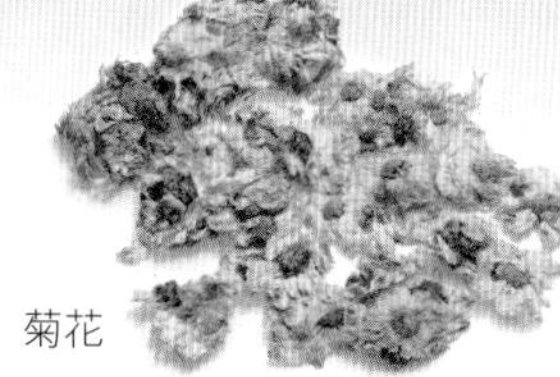
菊花

冬蟲夏草猴頭菇三鮮煲

【功效】補腎壯陽．健胃消痞．抗癌延衰

用途 腰痠背痛、體虛乏力、消化不良、記憶力下降、耳鳴、失眠、鬚髮早白等症。

材料 水魚 1 隻，猴頭菇 100 克，蝦 10 隻，冬蟲夏草 2 克，鹽、麻油各適量。

做法
1. 猴頭菇洗淨，浸透後每朵切成 4 片。
2. 水魚去內膜，除去內臟，洗淨，切塊。
3. 冬蟲夏草洗淨；蝦洗淨。
4. 將處理好的材料放砂鍋內，注入 2000 毫升水，大火煮滾，用小火煮約 40~60 分鐘，下鹽，淋麻油，即可。

食用 宜春、夏、秋三季。

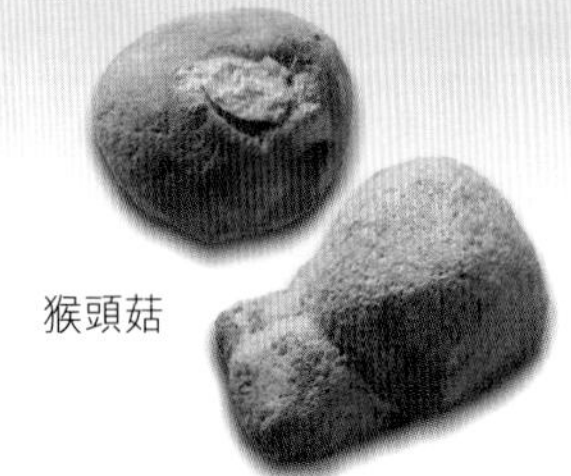

猴頭菇

參芪芡實蟲草豬腰煲

【功效】固腎澀精．補氣健脾

用途 納少神疲、遺精及慢性腎炎恢復期蛋白尿久不消退等症。

材料 豬腰 2 個，黨參、黃芪、芡實各 20 克，冬蟲夏草 2 克，葱段、薑片各 10 克，酒少許，鹽、麻油各適量，上湯 800 毫升。

做法
1. 豬腰剖兩半，去臊腺筋膜，洗淨，切片。
2. 黨參、黃芪、芡實分別洗淨，一起裝入紗袋，紮緊。
3. 冬蟲夏草、葱段、薑片洗淨。
4. 豬腰和紗袋放砂鍋內，注入上湯，再加入冬蟲夏草、葱段、薑片及酒，大火煮滾，撇去泡沫，用小火煮約 40 分鐘，取出紗袋、葱段及薑片，下鹽，淋麻油，即可。

食用 四季皆宜，尤宜秋、冬、春三季。

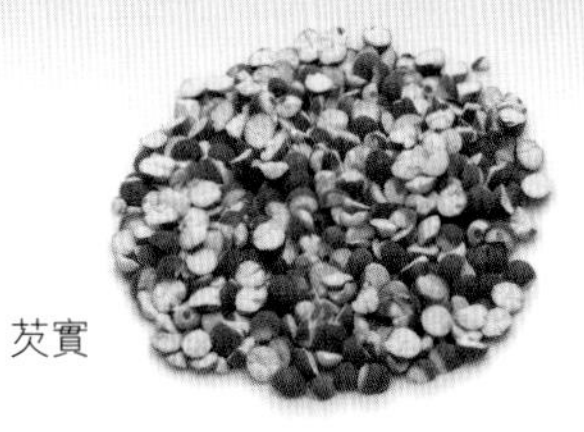

芡實

冬蟲夏草天麻煮豬腦

用途 頭風疼痛、四肢麻木、頭目眩暈、動脈硬化、耳源性頭暈、驚風抽搐、中風癱瘓、語言障礙等症。

材料 豬腦2個，冬菇4朵，雞蛋2隻，天麻、杞子各10克，紅花5克，冬蟲夏草2克，葱粒、薑片各10克，酒、生抽、鹽、油、麻油各適量，上湯1500毫升。

做法
1. 豬腦放入水中，去除紅筋和薄膜，洗淨；冬蟲夏草、杞子、天麻洗淨，天麻切碎。
2. 豬腦置於燉盅，加酒、葱粒及薑片，隔水大火蒸約25分鐘。
3. 加油於熱鍋中，注入上湯，再加入冬菇、冬蟲夏草、紅花、天麻碎、杞子、豬腦，大火煮滾，轉小火煮1小時。
4. 雞蛋打散，慢慢加入豬腦湯中，成蛋花狀，下生抽、鹽及麻油，略煮，即可。

食用 宜秋、冬、春三季。

注意事項：外感發熱時忌食。

【功效】滋肝養腎．補腦強神．祛風止痛．鎮靜止痛

黑木耳柏子仁煲豬心

用途 心悸、怔忡、失眠，以及陰虛血少、老人體虛、便秘等症。

材料 豬心1個，黑木耳20克，柏子仁、丹參各10克，冬蟲夏草2克，葱段、薑片各10克，酒、生抽、鹽、胡椒粉、油各適量，上湯600毫升。

做法
1. 豬心洗淨，切片。
2. 冬蟲夏草、柏子仁、丹參、葱段、薑片洗淨。
3. 黑木耳發透，去蒂，撕成小朵。
4. 加油於熱鍋中，下葱段、薑片爆香，再加入所有材料炒勻，注入上湯，用小火煮至濃稠熟透，即可。

食用 四季皆宜。

【功效】滋腎養肝．補血潤腸．養心安神

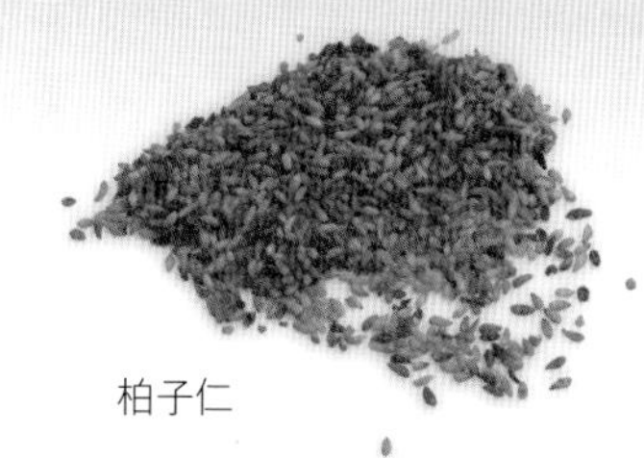
柏子仁

金芡白果蟲草煲豬肚

【功效】健脾止瀉．補腎固精

用途 遺精、夜多小便、脾虛泄瀉、慢性痢疾、婦女白帶等症。

材料 豬肚1個（約750克），金櫻子40克，芡實、白果各20克，冬蟲夏草2克，薑片10克，醋、鹽、胡椒粉、麻油各適量，芫荽10克。

做法

1. 冬蟲夏草、芡實洗淨；金櫻子剖開刮淨內壁毛瓤，裝入紗袋，紮緊；白果汆水，撈出，去皮膜，去芯，再汆水；芫荽洗淨，切碎。
2. 豬肚先用鹽和醋將外壁搓洗乾淨，翻出內壁反覆搓洗，除去脂肪和筋膜，沖淨。
3. 豬肚放砂鍋內，注入1500毫升水，大火煮滾，撇去泡沫，加紗袋、冬蟲夏草、芡實、白果、薑片、酒，用小火煮至豬肚熟爛，取出紗袋和薑片。
4. 豬肚取出，切片，放回原鍋，下鹽及胡椒粉，淋麻油，撒芫荽，即可。

食用 宜秋、冬、春三季。

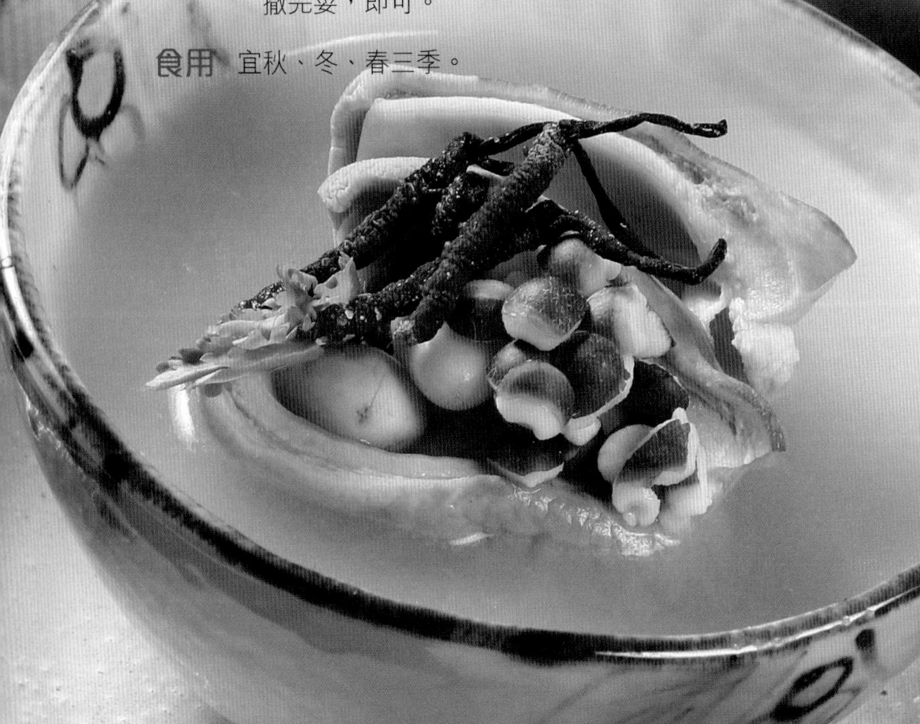

杞子蟲草煲鯽魚

用途 心悸心煩、失眠多夢、體倦乏力、食慾不振、神經衰弱等症。

材料 鯽魚1條（約500克），杞子5克，冬蟲夏草2克，葱段、薑片各10克，酒少許，鹽、醋、胡椒粉、麻油各適量，芫荽5克。

做法
1. 鯽魚洗淨，兩邊劃上1刀，汆水，撈出。
2. 冬蟲夏草、杞子、葱段、薑片洗淨。
3. 冬蟲夏草、葱段及薑片放置於砂鍋內，注入適量水，大火煮滾，下鯽魚，加酒，用中火煮至魚熟，取出葱段和薑片。
4. 加入杞子、鹽、胡椒粉及醋，大火煮滾，撇去泡沫，淋麻油，撒芫荽，即可。

食用 宜春、夏、秋三季。

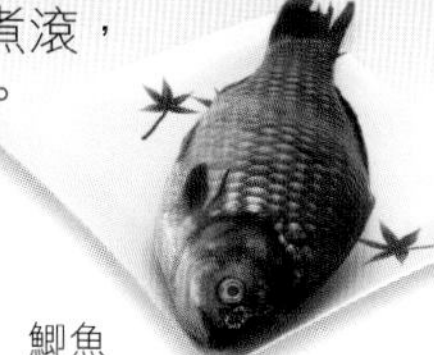
鯽魚

【功效】補腎壯陽・滋肺潤肺・和中益氣

三冬蟲草蒸鯉魚

用途 脾虛食少、肺虛咳嗽、小便不利、體虛浮腫、慢性腎炎水腫、肝硬化腹水等症。

材料 鯉魚1條，冬菇、冬筍、去皮冬瓜、火腿片各50克，冬蟲夏草2克，薑絲20克，酒、鹽、麻油各適量。

做法
1. 鯉魚去鱗、鰓及內臟，洗淨；冬菇、冬筍用熱水浸泡30分鐘，洗淨，切絲；去皮冬瓜、火腿洗淨，切細絲；冬蟲夏草洗淨。
2. 冬菇、冬筍、冬瓜絲、火腿、薑絲及冬蟲夏草分兩份，魚腹內放1份，並加入適量酒、鹽。
3. 鯉魚放碟上，剩餘的冬蟲夏草、冬菇、冬筍、冬瓜絲、火腿、薑絲圍在魚的四周，再加入適量酒、鹽，加蓋，隔水大火蒸約40分鐘取出，淋麻油，即可。

食用 四季皆宜，尤宜秋、冬、春三季。

注意事項：肝昏迷及尿毒症患者忌食。

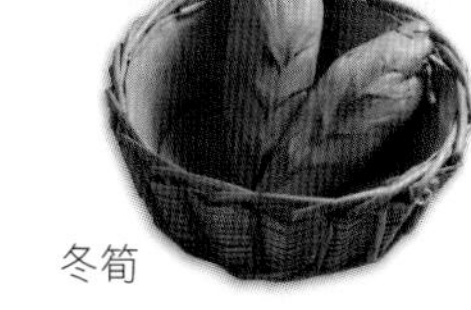
冬筍

【功效】補虛健脾・止咳下氣・清熱解毒・利尿消腫

栗子蟲草煲鯉魚

【功效】潤肺強腎．補脾益胃．理氣和中．利水消腫

用途 頭暈目眩、神疲乏力、形瘦畏寒、不思飲食等症。

材料 鯉魚 1 條（約 1000 克），栗子 350 克，冬蟲夏草 2 克，葱段、薑片各 15 克，蒜頭 3 瓣，酒 50 毫升，生抽、紅糖各 10 克，鹽適量。

做法
1. 鯉魚洗淨，兩邊劃上 4 刀；冬蟲夏草、葱段、薑片洗淨；蒜頭去外衣，拍碎；栗子去外殼、內衣。
2. 酒、生抽、紅糖、葱段、薑片及蒜頭拌勻，醃鯉魚 20 分鐘，葱段、薑片及蒜瓣均放入魚腹內。
3. 加油於熱鍋中，將鯉魚炸至呈金黃色，撈起，再將栗子肉炸約 2 分鐘撈起。
4. 鍋內注入適量水，大火煮滾，放入炸好的鯉魚、栗子肉及冬蟲夏草，小火煮約 2 小時，下鹽調味。

食用 四季皆宜，尤宜秋、冬兩季。

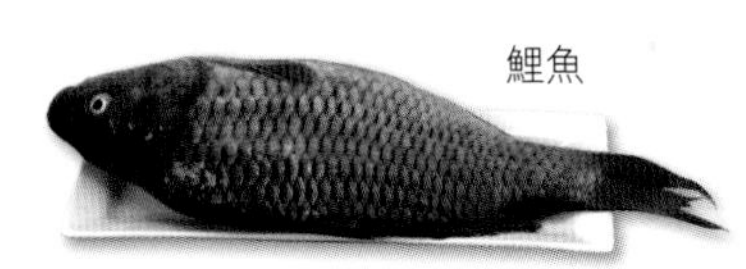
鯉魚

冬蟲夏草煲黃魚

【功效】潤肺補腎．健脾開胃．補肝潤膚．強身抗癌

用途 腰膝無力、虛寒咳嗽、陽痿、便秘、食慾不振、面色無華等症。

材料 黃魚 1 條（約 250 克），蓽茇、砂仁、陳皮、胡椒各 3 克，冬蟲夏草 2 克，葱段、薑片各 10 克，酒、鹽、油各適量。

做法
1. 蓽茇、砂仁、陳皮、胡椒搗碎，加 700 毫升水煮汁，約煮 30 分鐘，收汁約 500 毫升。
2. 冬蟲夏草、葱段、薑片洗淨。
3. 黃魚洗淨，放砂鍋內，加入冬蟲夏草、葱段、薑片、酒及調味汁，大火煮滾，撇去泡沫，用小火煮約 1 小時，取出葱段及薑片，下鹽調味。

食用 宜秋、冬、春三季。

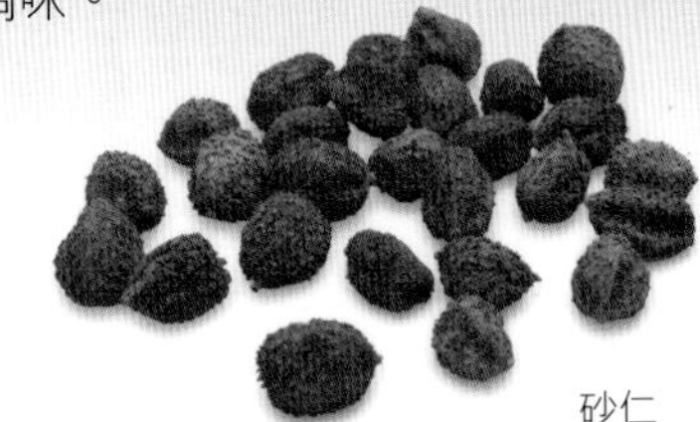
砂仁

杞子蟲草煲鮑魚

用途 老年肺氣腫、虛喘癆咳、動脈硬化、白內障、肝硬化兼腎結石等症。

材料 鮑魚 60 克，杞子 15 克，冬蟲夏草 2 克，鹽適量。

做法
1. 冬蟲夏草和杞子洗淨。
2. 鮑魚用滾水浸 3 小時，洗淨。
3. 鮑魚置砂煲內，加水煲至熟爛，再加入冬蟲夏草、杞子，煲熟，下鹽調味。

食用 四季皆宜。

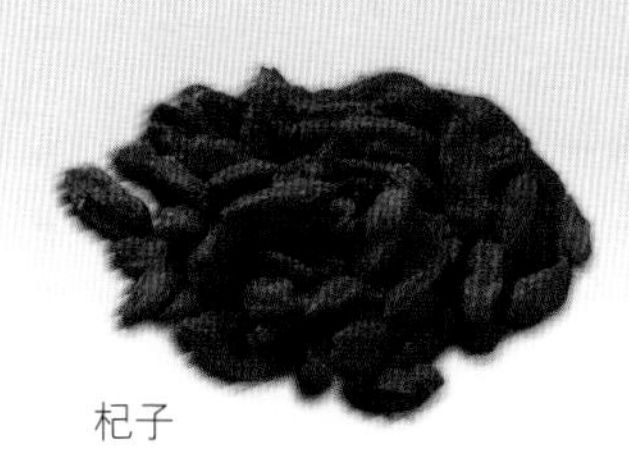
杞子

【功效】補肝益腎．止咳定喘．軟化血管

紅棗川貝煲魚翅

用途 腰腿無力、身體虛弱、肺虛咳嗽、肺心病、智力減退、記憶力衰退等症。

材料 魚翅 50 克，菜心 50 克，紅棗 15 克，川貝、杏仁各 5 克，冬蟲夏草 2 克，葱段、薑片各 10 克，酒少許，鹽適量，上湯 500 毫升。

做法
1. 川貝打成細末；杏仁去皮，打成細末。
2. 魚翅發透，撕成條。
3. 冬蟲夏草、紅棗、菜心、葱段、薑片洗淨，紅棗去核。
4. 將處理好的材料置砂鍋內，注入上湯，大火煮滾，用小火煮約 40 分鐘，下鹽調味。

食用 四季皆宜，尤宜春、夏、秋三季。

川貝

【功效】補肝益腎．潤肝止咳．健腦增智

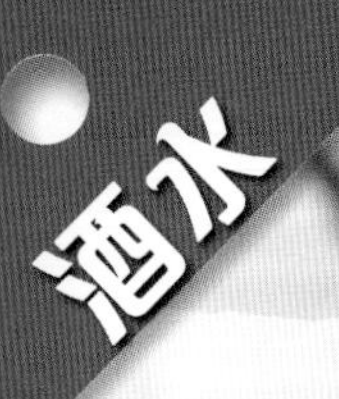

冬蟲夏草酒

【功效】滋肺益腎．止咳化痰

用途 腎虛腰痛、癆嗽痰血、盜汗、年老衰敗及慢性咳喘、病後久虛不復等。

材料 冬蟲夏草 20 克，40 度以上白酒 1000 毫升。

做法
1. 冬蟲夏草洗淨，切細碎，置於容器中。
2. 加入白酒中，密封，每天搖勻 1-2 次，浸泡 10 天，即可。

食用 四季皆宜，尤宜秋、冬、春三季。佐餐或睡前飲用。每天 1-2 次，每次 10-20 毫升。

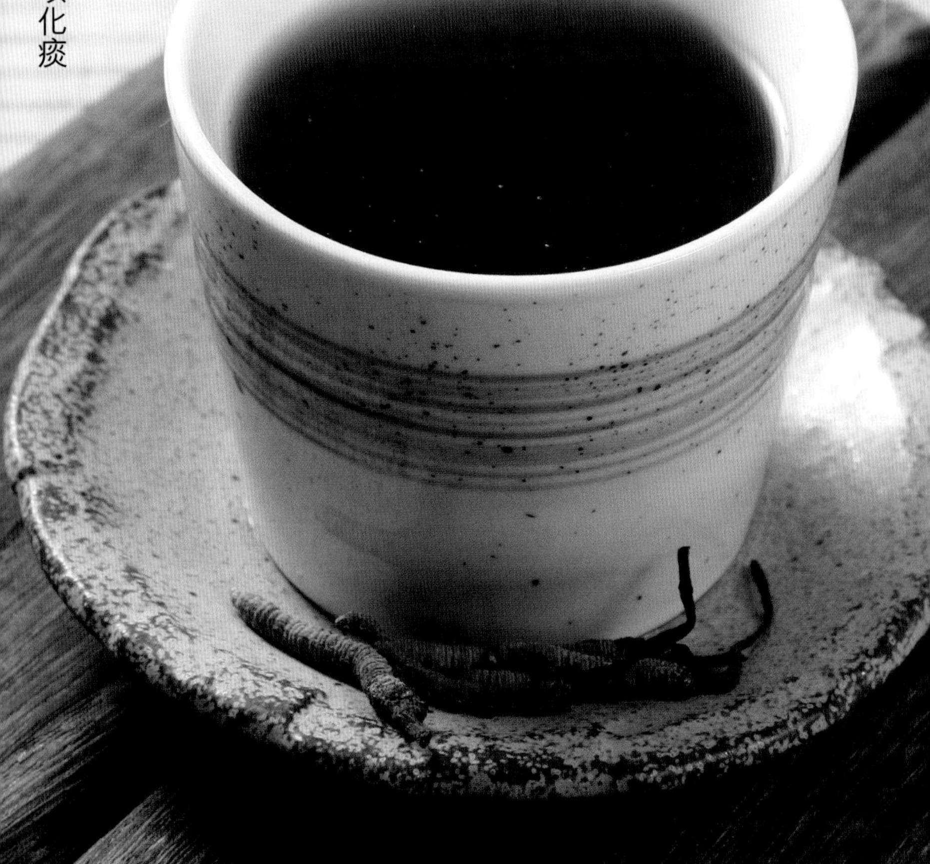

首烏芝麻當歸酒

用途 陰虛血枯、腰膝痠軟、遺精、帶下、鬚髮早白等症。

材料 何首烏 40 克，芝麻仁、當歸、生地黃各 25 克，冬蟲夏草 5 克，40 度以上白酒 1000 毫升。

做法
1. 何首烏、芝麻仁、當歸、生地黃搗碎，置於容器中。
2. 加入白酒，小火煮滾，待冷後密封。
3. 浸泡 7-10 天後過渣。
4. 冬蟲夏草洗淨，烘乾，切成細碎，加入去渣後的酒液中，密封，搖勻，再浸泡 7-10 天，即可飲用。

食用 四季皆宜，尤宜秋、冬、春季。

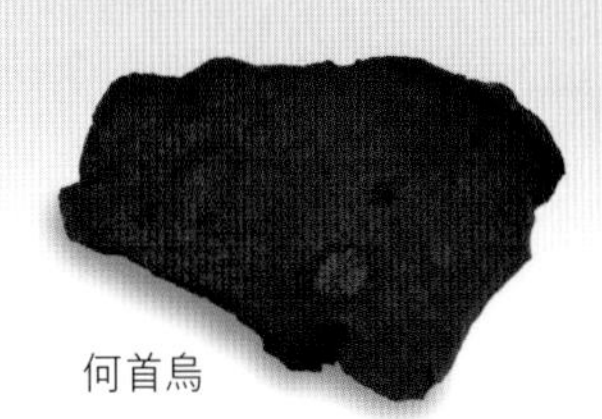
何首烏

【功效】補肝腎．養精血．清熱生津．烏鬚黑髮

蟲夏冠心活絡酒

用途 咳嗽氣短、筋骨萎軟、頭痛頭暈、冠心病、心絞痛等症。

材料 田七 25 克，當歸、薤白、紅花、橘絡、人參、川芎各 15 克，冬蟲夏草 2 克，白糖 50 克，40 度以上白酒 500 毫升。

做法
1. 以上藥材搗成細碎，置於容器中。
2. 加入白酒內，浸泡 15 天，每天搖動數次，去渣，小火煮滾，待冷後密封。
3. 加入白糖，使之融化，即可。
4. 藥渣可重新加白酒 500 毫升浸泡 7 天，過濾後加白糖再用。

食用 四季皆宜，尤宜秋、冬、春三季。

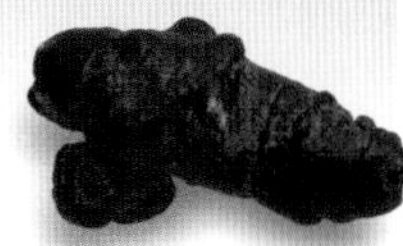
田七

【功效】補氣養血．活絡止痛

芝麻杜仲牛膝酒

【功效】補肝腎．益精血．堅筋骨．祛風濕

用途 腰腳痠困、精血虧損、頭暈目眩、風濕痺痛、大便秘結等症。

材料 炒芝麻、杜仲、牛膝各 20 克，丹參 10 克，冬蟲夏草 2 克，40 度以上白酒 1000 毫升。

做法
1. 以上藥材搗成細碎，除芝麻外，其餘均裝入紗袋，紮緊，置於容器中。
2. 加入芝麻碎，拌勻，浸泡約 15 天，去除紗袋，去渣。
3. 加入冬蟲夏草碎至去渣後的酒液中，搖勻，密封浸泡 7-10 天，即可。

食用 四季皆宜，尤宜秋、冬、春季。

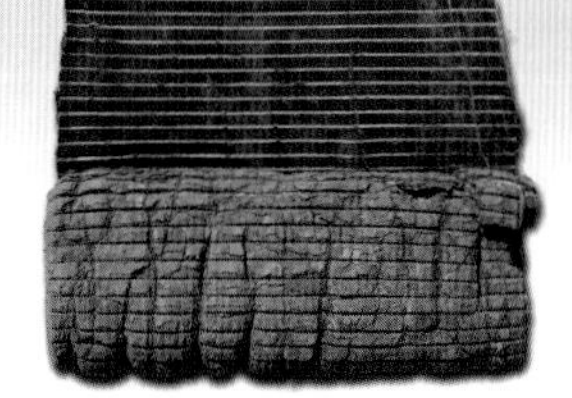

杜仲

冬蟲夏草鹿筋酒

【功效】補腎壯陽．強筋健骨

用途 腰膝冷痛、風濕關節痛、筋骨萎軟等症。

材料 鹿筋 80 克，冬蟲夏草 2 克，50 度以上白酒 1000 毫升。

做法
1. 鹿筋洗淨，切碎，置於容器中。
2. 加入適量水，煮滾約 1 小時離火，待冷後加入白酒，密封浸泡 10 天，去渣。
3. 加入冬蟲夏草碎至去渣後的酒液中，密封搖勻，再浸泡 7-10 天，即可。

食用 四季皆宜，尤宜秋、冬、春三季。

鹿筋

杞子火麻仁生地酒

【功效】補肝腎・滋陰血

用途 頭昏目澀、虛弱黃瘦不能食等症。

材料 杞子、火麻仁各 60 克，生地黃 50 克，冬蟲夏草 2 克，黃酒 1000 毫升。

做法
1. 杞子、火麻仁、生地黃洗淨，切碎，火麻仁蒸熟，涼後與杞子、生地黃拌勻，裝入紗袋，紮緊，置於容器中。
2. 加入黃酒，密封，浸泡約 15 天，去渣，去除紗袋。
3. 加入冬蟲夏草碎至去渣後的酒液中，搖勻，再浸泡 7-10 天，即可。

食用 四季皆宜。佐餐或睡前飲用。
每天 1-2 次，每次 30-50 毫升。

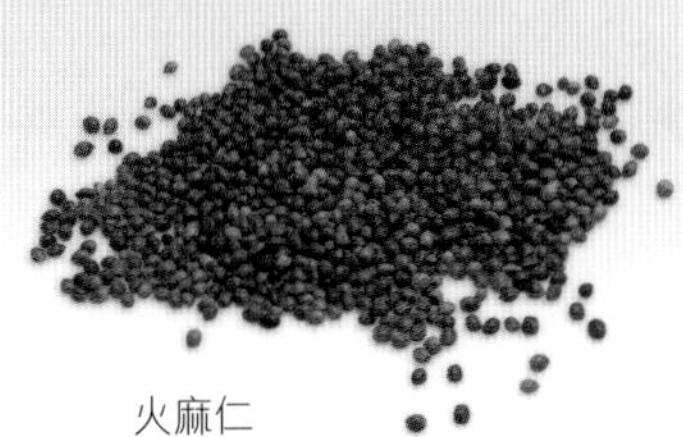
火麻仁

蟲草參朮茯苓酒

【功效】滋陰益氣・健脾和胃

用途 腎虛遺精、氣短無力、面黃形瘦、大便溏薄等症。

材料 茯苓、白朮（炒）各 40 克，炙甘草、紅棗各 30 克，薑片 20 克，人參 10 克，冬蟲夏草 2 克，黃酒 1000 毫升。

做法
1. 以上藥材除冬蟲夏草搗成細碎，置於容器中。
2. 加入黃酒，密封，浸泡約 7-10 天，去渣。
3. 加入冬蟲夏草碎至去渣後的酒液中，每天搖勻 1-2 次，再浸泡 5-7 天，即可。

食用 四季皆宜。佐餐飲用。
每天 1-2 次，每次 30-50 毫升。

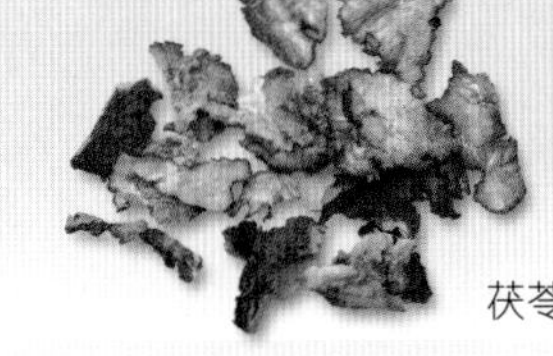
茯苓

真菌
冬蟲夏草不是動物也不是植物，是真菌的一種，但請注意真菌和細菌是完全不同的。

蟲草阿膠蛋黃酒

【功效】補虛養血．滋陰潤燥．熄風止血

用途 體虛乏力、面色萎黃、吐血便血、胎動不安、子宮出血等症。

材料 雞蛋黃 4 隻，阿膠 20 克，冬蟲夏草 2 克，鹽適量，米酒 1000 毫升。

做法
1. 冬蟲夏草洗淨搗成細碎。
2. 米酒煮滾，加入阿膠，待阿膠融化，加入冬蟲夏草碎、雞蛋黃及鹽。
3. 大火煮滾後離火，冷卻置於容器中。
4. 加入冬蟲夏草碎至去渣後的酒液中，每天搖勻 1-2 次，再浸泡 5-7 天，即可。

食用 四季皆宜，尤宜秋、冬、春三季。溫熱飲用。每天 1-2 次，每次 10-20 毫升。

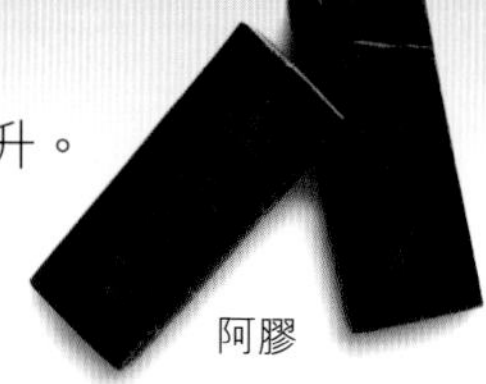
阿膠

蟲草雪蓮花酒

【功效】扶正固本．補虛壯陽

用途 腰痠腿軟、陽痿、早泄、性慾減退等症。

材料 雪蓮花 20 克，冬蟲夏草 5 克，40 度以上白酒 1000 毫升。

做法
1. 冬蟲夏草和雪蓮花分別洗淨，置於容器中。
2. 加入白酒密封，每隔 3-5 天搖勻 1 次，浸泡約 20 天，即可。

食用 四季皆宜，尤宜秋、冬、春三季。每天 1-2 次，每次 10-20 毫升。

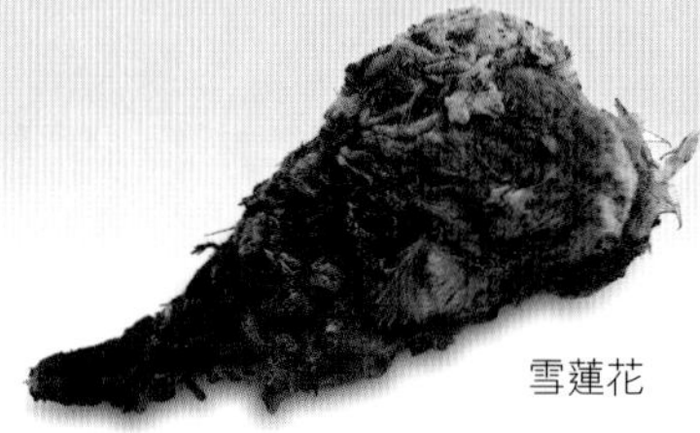
雪蓮花

冬蟲夏草洋參酒

【功效】滋陰益氣．健脾生津．潤肺止咳．寧心安神

用途 少氣口乾、疲乏無力、肺虛久咳、咯血、心悸、多汗、失眠等症。

材料 花旗參 50 克，冬蟲夏草 5 克，40 度以上白酒 1000 毫升。

做法
1. 冬蟲夏草洗淨，瀝乾；花旗參搗碎。
2. 冬蟲夏草和花旗參碎置於容器中，加入白酒密封。
3. 每天搖勻 1 次，浸泡 15-20 天，即可。

食用 四季皆宜，尤宜秋、冬、春三季。

注意事項：體質虛寒者忌飲。

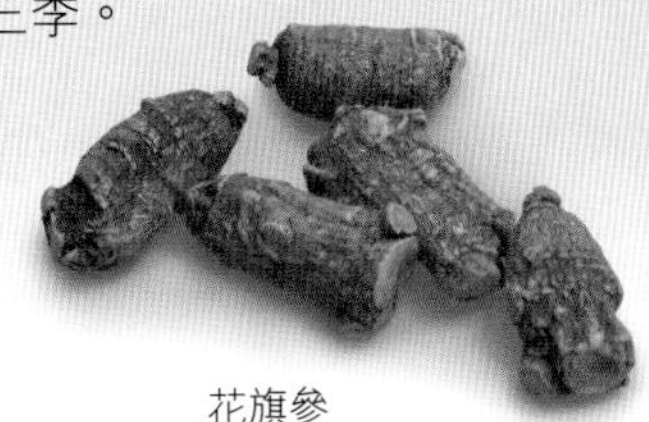

花旗參

蟲草參杞熟地酒

【功效】滋肝明目．安神固脫．大補元氣

用途 驚悸健忘、頭痛眩暈、陽痿、腰膝痠痛等症。

材料 杞子、冰糖各 50 克，熟地 30 克，人參片 10 克，冬蟲夏草 5 克，40 度以上白酒 1000 毫升。

做法
1. 冬蟲夏草、杞子、熟地分別洗淨，瀝乾；花旗參浸軟。
2. 冰糖加適量水燉化，與以上藥材同時放入酒中，密封。
3. 每天搖勻 1-2 次，浸泡 15-20 天，即可。

食用 四季皆宜，尤宜秋、冬、春三季。每天 1-2 次，每次 20-40 毫升。

熟地

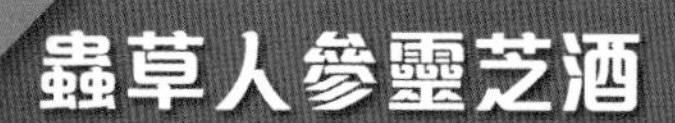

蟲草人參靈芝酒

功效　補腎壯陽・益肺止咳・寧心安神

用途　臟器功能衰退、心腎不足、肺氣虛損所致的久咳、氣喘、氣短、聲嘶、乏力、健忘、心悸、失眠。

材料　靈芝 30 克，冬蟲夏草、紅參各 5 克，冰糖 100 克，40 度以上白酒 1000 毫升。

做法
1. 冬蟲夏草、紅參及靈芝洗淨，瀝乾；冰糖切碎。
2. 以上材料同置於容器中，加入白酒，密封浸泡。
3. 每隔 3-5 天搖勻 1-2 次，浸泡 15-20 天，即可。

食用　四季皆宜，尤宜秋、冬、春三季。佐餐或睡前飲用。每天 1-2 次，每次 20-30 毫升。

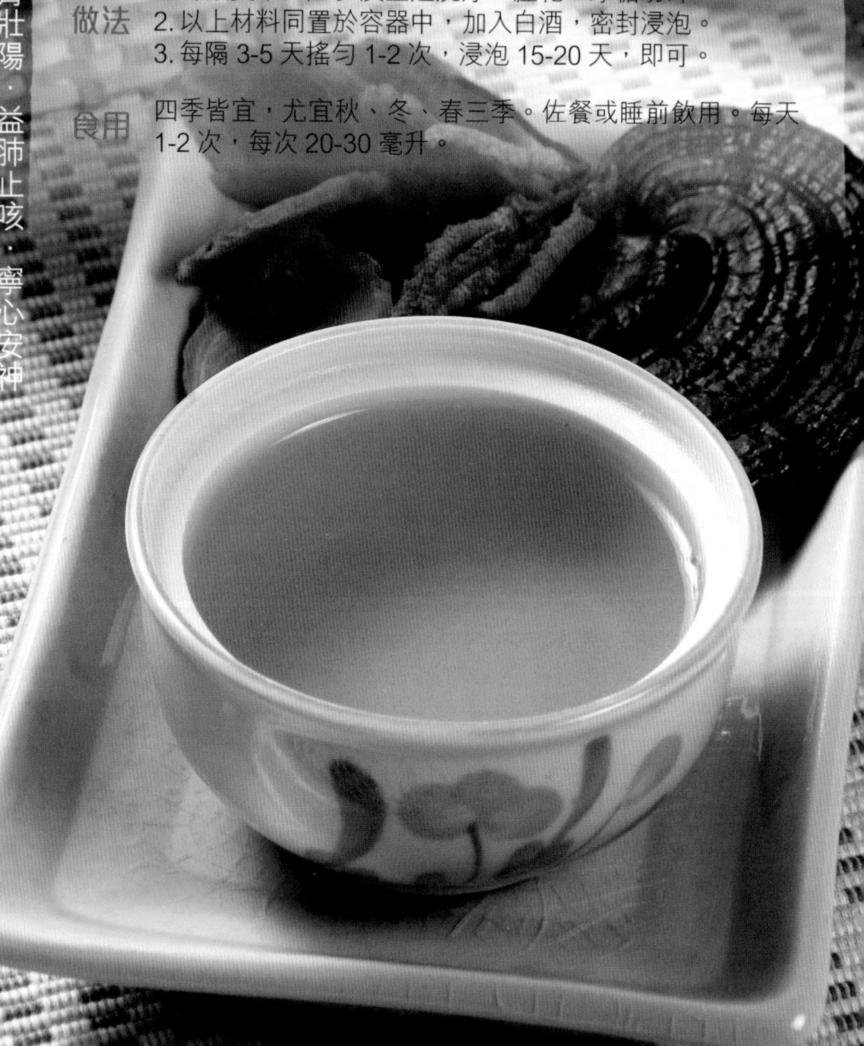

蟲草鹿茸天冬酒

【功效】滋腎壯陽．益精養血．清心安神．延年益壽

用途 腰膝痠軟、神疲乏力、健忘、頭昏、畏寒肢冷、性慾減退、不育等症。

材料 天冬 20 克，冬蟲夏草、鹿茸各 10 克，40 度以上白酒 1000 毫升。

做法
1. 冬蟲夏草、鹿茸及天冬分別洗淨，瀝乾，鹿茸和天冬切薄片。
2. 以上材料同置於容器中，加入白酒，密封浸泡。
3. 每天搖勻 1-2 次，浸泡約 20 天，即可。

食用 四季皆宜，尤宜秋、冬、春三季。
每天 1-2 次，每次 10-20 毫升。

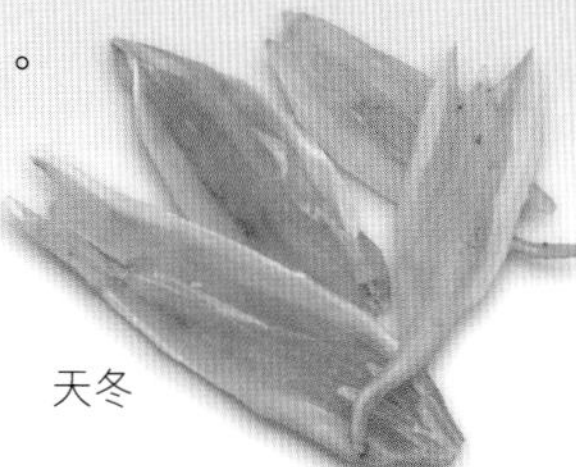

天冬

冬蟲夏草養血酒

【功效】滋陰壯陽．養血安神

用途 身體虛弱、心悸怔忡、自汗盜汗、神疲力乏、男子不育等症。

材料 蓮子肉、松子仁、白果、桂圓肉各 25 克，冬蟲夏草 10 克，40 度以上白酒 1000 毫升。

做法
1. 冬蟲夏草洗淨，瀝乾。
2. 蓮子肉、松子仁、白果、桂圓肉共搗碎。
3. 以上材料同置於容器中，加入白酒，搖勻，密封浸泡，浸泡約 15 天，即可。

食用 四季皆宜，尤宜秋、冬、春三季。常飲效佳。
每天 1-2 次，每次 10-20 毫升。

松子仁

冬蟲夏草療疾酒

【功效】滋精養血．益氣生津

用途 中老年人精氣虧損、未老先衰、腰膝痠軟、鬚髮早白等症。

材料 松針、杞子各30克，黃精、蒼朮各20克，天冬12克，冬蟲夏草3克，40度以上白酒500毫升。

做法
1. 所有材料（白酒除外）分別洗淨，涼乾。
2. 將洗淨的材料同置於容器中，加入白酒，密封浸泡。
3. 每隔3-5天搖勻1次，浸泡約15-20天，即可。

食用 四季皆宜，尤宜秋、冬、春三季。佐餐或睡前飲用。

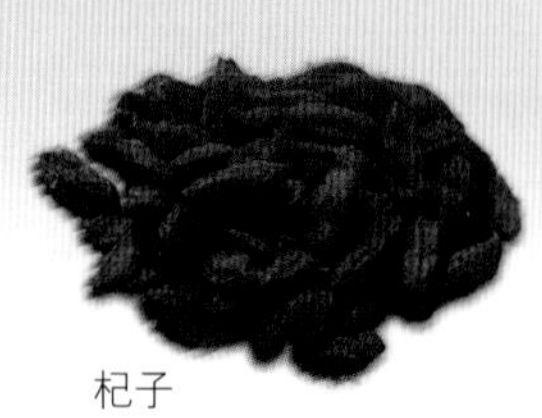

杞子

蟲草淮杞芡實酒

【功效】補腎固精．滋陰生津．養心安神

用途 陰虛津虧所致的腰膝痠軟、消瘦、潮熱、遺精及失眠等症。

材料 杞子、芡實各20克，淮山、山萸肉各15克，五味子10克，冬蟲夏草5克，40度以上白酒1000毫升。

做法
1. 所有材料（白酒除外）分別洗淨，烘乾。
2. 將洗淨的材料同置於容器中，加入白酒，密封浸泡。每隔3-5天搖勻1次，浸泡約15-20天，即可。

食用 四季皆宜，尤宜秋、冬、春三季。佐餐或睡前飲用。每天1-2次，每次約20-30毫升。

芡實

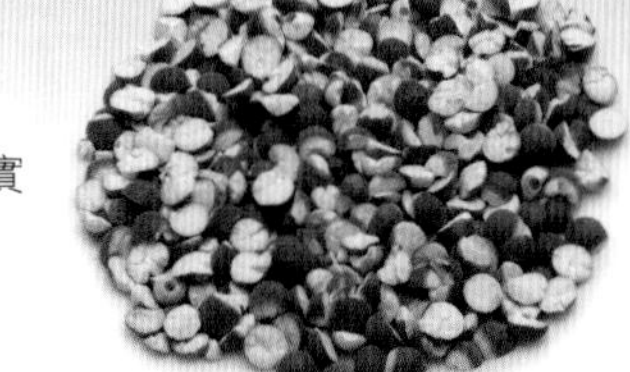

冬蟲夏草海馬酒

【功效】補腎壯陽．益氣活血

用途 陽痿、遺精、腰膝痠軟等症。

材料 海馬 50 克，冬蟲夏草 10 克，40 度以上白酒 1000 毫升。

做法
1. 海馬、冬蟲夏草分別洗淨，瀝乾。
2. 將海馬、冬蟲夏草同置於容器中，加入白酒，密封浸泡。
3. 搖勻，浸泡約 15-20 天，即可。

食用 四季皆宜，尤宜秋、冬、春三季。每天 2-3 次，每次約 10-20 毫升。泡酒後的冬蟲夏草可揀出，用水略洗，焙乾研末，混勻留用。每次 1-2 克，用 10-20 毫升白酒沖飲。

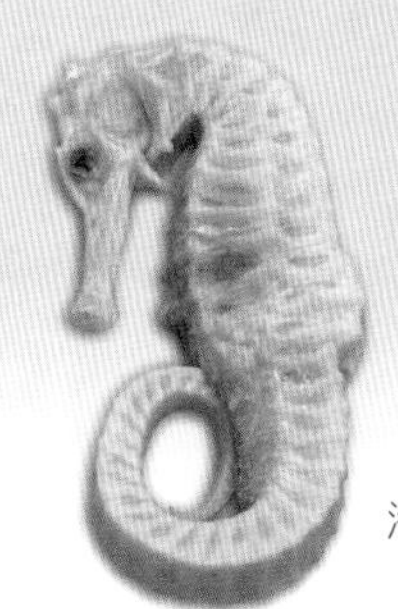
海馬

冬蟲夏草春壽酒

【功效】滋陰補腎．養心安神．益脾和胃

用途 鬚髮早白、牙齒不固、目昏、精神萎靡。

材料 天冬、麥冬、生地、熟地、淮山、蓮子肉、紅棗各 50 克，冬蟲夏草 15 克，40 度以上白酒 2500 毫升。

做法
1. 所有材料（白酒除外）分別洗淨。
2. 將洗淨的材料同置於容器中，加入白酒，密封浸泡。
3. 每隔 3-5 天搖勻 1 次，浸泡約 15-20 天，即可。

食用 四季皆宜，尤宜秋、冬、春三季。佐餐或睡前飲用。

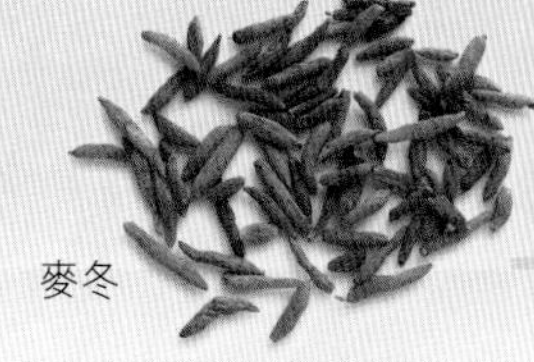
麥冬

冬蟲夏草昂貴的原因

至今科學家們也未能研究出人工培植的方法，故冬蟲夏草仍然保持着原始野生的品格。冬蟲夏草由於產量稀少而在滋補類藥材中彌足珍貴。特別是採挖冬蟲夏草還涉及到環境保護問題，濫採濫挖會破壞山林草場，因此產區政府對藥材採挖也採取了限制措施，這也使冬蟲夏草的產量受到了限制。

冬蟲夏草紅棗酒

【功效】補氣益精．強身壯體

用途 病後久虛不復、面色無華、貧血及食慾不振等症。

材料 紅棗 40 克，冬蟲夏草 10 克，40 度以上白酒 1000 毫升。

做法
1. 紅棗、冬蟲夏草分別洗淨，瀝乾。
2. 所有材料同置於容器中，加入白酒，密封浸泡。
3. 每隔 8-10 天搖勻 1 次，浸泡約 60 天，即可。

食用 四季皆宜，尤宜秋、冬、春三季。

注意事項：感冒發熱時忌飲。

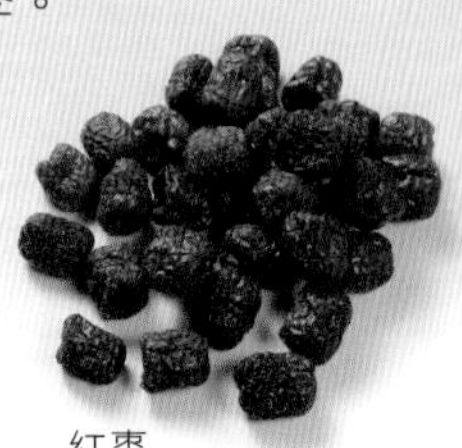

紅棗

冬蟲夏草補骨脂酒

【功效】活血殺菌．祛毒生髮

用途 斑禿、牛皮癬等症。

材料 補骨脂 25 克，冬蟲夏草 5 克，60 度以上白酒 500 毫升。

做法
1. 補骨脂、冬蟲夏草分別洗淨，瀝乾。
2. 所有材料同置於容器中，加入白酒，密封浸泡。
3. 每天搖勻 1-2 次，浸泡約 14 天，即可。

食用 四季皆宜。每天 2-3 次。

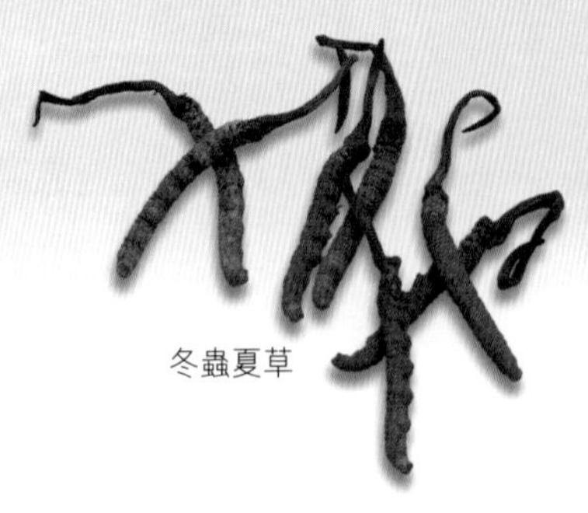

冬蟲夏草

索引